腹证奇览

［日］稻叶克　　和久田寅◎原著

梁华龙　　陈玉琢　　陈宝明◎编译

黄刚◎校对

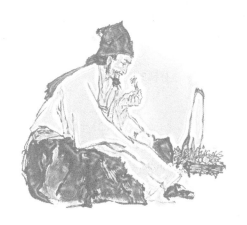

U0308697

中国中医药出版社

·北　京·

图书在版编目（CIP）数据

腹证奇览 /（日）稻叶克，（日）和久田寅原著；梁华龙，陈玉琢，陈宝明编译 .—北京：中国中医药出版社，2017.3（2025.1 重印）

ISBN 978 – 7 – 5132 – 4006 – 2

Ⅰ.①腹… Ⅱ.①稻… ②和… ③梁… ④陈… ⑤陈… Ⅲ.①腹诊—研究 Ⅳ.① R241.26

中国版本图书馆 CIP 数据核字（2017）第 018798 号

中国中医药出版社出版

北京经济技术开发区科创十三街 31 号院二区 8 号楼

邮政编码　100176

传真　010-64405721

河北省武强县画业有限责任公司印刷

各地新华书店经销

开本 880×1230　1/32　印张 9.5　字数 223 千字

2017 年 3 月第 1 版　2025 年 1 月第 12 次印刷

书号　ISBN 978 – 7 – 5132 – 4006 – 2

定价　45.00 元

网址　www.cptcm.com

如有印装质量问题请与本社出版部调换（010-64405510）

版权专有　侵权必究

服务热线　010-64405510

购书热线　010-89535836

微信服务号　zgzyycbs

微商城网址　https://kdt.im/LIdUGr

官方微博　http：//e.weibo.com/cptcm

天猫旗舰店网址　https://zgzyycbs.tmall.com

再版序

自日人稻叶克、和久田寅二氏纂集仲景腹诊大法，并聊加发挥成帙，名之曰《腹证奇览》至今，已历约三纪，而吾侪二三子自丁卯将其译为国文，由中国书店梓行业已近三十载，中途虽经学苑再刊，而今书肆仍然乏售，且前番文理因他由尚存瑕疵，今番精校细绎，复付枣梨，以飨同好。

腹诊大法，本原《内》《难》、仲景之学，奈因唐宋以降国俗乖戾，笃尊《孝经》"身体发肤，受之父母"训诫，尤其胸腹，不轻易示人，因令医者临诊管窥，难见全豹，腹诊之法不惟不曾光大，亦且几趋湮灭，即"三部九候"亦隐晦不明，使中医瑰城成断垣残壁。

中医腹诊虽依医者感观研判，但与新医之视触叩听异曲同工，于临证诊查，多所裨益，凡为医者不可不知，不可不学，不可不精，不可不巧。

《腹证奇览》究属东施，然其将仲景腹诊之法分类相附，参以图示，庶可供借鉴参详，虽终是他山之石，难见真谛，姑作础石而为高阁，权当基梯以登云顶，诚如刘渡老所言:"令腹诊之术复还于中国……成为中医腹诊发展之借鉴,临床诊病之阶梯,则所望者大矣。"

爱成数语,以作新版开篇,权为再版序。

梁华龙

于丙申年青阳病月初六

序

　　腹诊之法，肇始于《内经》《难经》，发展于张仲景，亦诊疾审病、辨证论治之首要，临床疗病所必需者也。第以我国封建制度之影响，封建礼教之束缚，致使腹诊之法，未能弘扬光大，只限于脉诊一法，千余年来，腹诊几趋湮灭，颇以为憾事。日本自唐宋以降，不断派遣留学生来中国学习，尤以鉴真法师东渡，两国文化交流日臻昌盛，中国医药学源源不断传入日本，而其中《伤寒论》与《金匮要略方论》二书便形成了日本汉医古方学派的开山，古方派医家尤为推崇腹诊之法，并发扬光大之，迄今仍施诸临证治病，方兴未艾。

　　18世纪下叶，稻叶克文礼撰写了《腹证奇览》一书，继之，其入室弟子和久田寅氏又撰写了《腹证奇览翼》，以羽翼其师之所著。两书总结了经方腹证的各自特点及其诊察方法，在客观上给人以腹证辨证论治之规矩，因而为日本汉方医学家奉为圭臬而研读效法。然医学之理甚微，而腹诊之法亦不可能尽善尽美，故仍须究索原委，研核是非，取其精华，弘广其用。孔子云："三人行，必有吾师，择其善者而从之，其不善者而改之。"今将《腹证奇览（全）》一书译成中文，以供国内中医界同道研究参考，普及腹诊知识，提高原著水平，推动日益发展的腹诊法之临床运用，而不无小补。

"水流千载归大海"，令腹诊之术复还于中国，亦医坛之佳话，中日文化交流之盛事也。唯愿是书能成为中医腹诊发展之借鉴，临床诊病之阶梯，则所望者大矣。故不揣荒陋，愿为之序。

刘渡舟

丁卯孟冬二十一日于北京

自　序

腹诊之术，肇基于岐黄，函载于《灵》《素》，《八十一难经》中，扁鹊承其源，《伤寒杂病论》内，仲景广其流。晋隋以降，能倡其说且有建树者，鲜矣。至唐季，鉴真东舶瀛州，斯术滥觞扶桑，逮今名见经传者，七十余家矣。《诊病奇侅》，师《内》《难》以凿先河；《腹证奇览》，法仲景而成开山。今之日本，凡为医者，须谙此术；每诊病家，必察腹证。

医者稻叶意仲搜集生平所得，殚精竭虑，为著《腹证奇览》公诸扶桑；门人和久田寅为其删繁补遗，补偏救误，续作《腹证奇览翼》梓行于世。是书虽非压卷完璧，然亦初学必读之典。就中图文并茂，互明腹诊之法，理术同论，兼阐方证之规。言而有征，验而不忒。方以效取，不拘孰为古方、时方；法循理定，奚关出自庶人、名家。经方腹诊之术，二翁始作俑也；腹证辨病大法，后学叨其羹矣。虽间有文重义迭，辞章不古者，亦仅白璧微瑕耳。

惜我赤县，久忽是术，三皇遗训，几濒湮灭，曷不慨哉？吾侪三四子，笃嗜腹诊之籍，浸寻葳谋，衰集稽考，发隐勾玄，索源沂流，犹虑其语言不通，谙昧其术，乃精勤破读，研核是非，译成国语。其所译文，词删以意存，句核而旨广，皆法以文理，则以医规。不唯求其句章流畅，犹且重以旨意信达。然以编者绠短褚小，见浅识陋，弗能勾玄烛幽，择瑕求疵，唯愿读者能区芜菁，分良莠，学有所得且改而正诸，夙愿足矣，是为序。

梁华龙
丁卯孟冬既望于北京

编译说明

一、本书为原《腹证奇览》与《腹证奇览翼》二书合编而成。编译打乱原书次序，分为总论（论腹诊基本理论及手法）及各论（论类方腹证及图解）。

二、类方编排规则以国内常规类方为依据，除以类相从者外，余皆编入其他类。

三、《腹证奇览》与《腹证奇览翼》重复内容，以《腹证奇览翼》为主，适当删减合并。

四、原书缺方剂组成者，据《伤寒论》《金匮要略》补入，属于时方者，则据原方出处之书补入，其用量及煎服方法皆未加改动，且不再另行出注。

五、原书中引用《伤寒论》《金匮要略》及其他书籍中原文，除其自有见地者外，错引者皆以原文正之。

六、为不失原貌，其中一些医学术语，仍遵其例译出。

七、《腹证奇览》及《腹证奇览翼》两书方剂分量皆为日本用量，编译时未加折算改动。

八、原书中所有序，为节省篇幅起见，省略而不译。

九、原书中凡用"案"字者，皆依其例，不加改动。属编译者所注之语，皆于页下出注。

十、文中所言"初编"为原《腹证奇览》，"二编"为原《腹证奇览翼》。

目　录

总　论

各　论

桂枝汤类方证

麻黄汤类方证

柴胡汤类方证

栀子豉汤类方证

泻心汤类方证

承气汤类方证

苓桂剂类方证

四逆汤类方证

真武汤类方证

奔豚汤类方证

其他方证

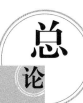

总论

一、腹证诊察方法及图解

令病人仰卧，两腿伸展，两手置于股侧，安定心神。医者盘坐或立于患者一侧（此乃常法，倘活动不便者，当取其便位），以右掌覆按病人心下，调息定神，稍待须臾，即专心诊察。

先于胸部左右徐徐揉动，以此便知虚里之动及胸中烦悸与否，此乃覆手按压法。若见心胸忐忑不安、气短、胸中不适者，属烦悸。欲呕不呕，胸中烦闷，心中不适，难以言表者，为懊憹。俱为胸中因热而烦。若心中突突跳动，如临深渊之感者，谓之悸，又称怔忡。又，心下悸动应手，若有物阻于内，谓之心动悸。心下、脐上动气甚者，则胸中忐忑不安，此乃腹胸之动也。诊察至微，不可仓促（见图1）。

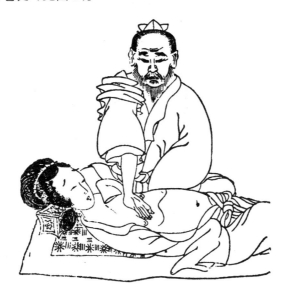

覆手按压，以候心、胸、腹内静躁；覆手轻循肌肤，为诊滑涩、润燥之法

图1　覆手按压法及抚循法

次以右手食、中、无名三指相并，自上缺盆处，逐次诊切，此乃三指探按法（见图2）。此法诊胸中虚实缓急，若下有碍指之感者，当留指按之，问其痛否。大凡邪气凝结上部者，于两乳上至缺盆之间疼痛难堪，又当探两肘至肩处，痛甚者皆属血脉瘀结之证。

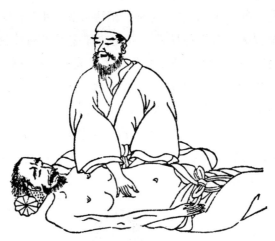

以食、中、无名三指指尖侧按，微动，以候腹内凝滞结聚，且辨痛与不痛。若觉指下其物微小者，则以中指指尖轻按。又，三指垂直下按，以候腹底，名正按法。

图2　三指探按法

其次，沿胸骨而下至鸠尾按压，以诊心下之虚实（从鸠尾至上脘为心下）；指头遂沿左右季胁按压，直至章门处（为胁下之诊），且以指头从肋骨下缘深按，以诊胸胁之虚实。从上脘至脐上，当分左、右、中三行诊按（从任脉向左右分行诊按，直到胁下章门）。少腹亦当如前分行诊按，直至髀骨及气冲脉止。气冲之脉，位于两股际，以诊妊娠或下焦湿热。左右脐旁，亦当细察。左天枢若触有小豆状物而痛甚者，乃瘀血也。凡按之即痛者，为血气凝滞。

再次为覆手按压法（见图1），以掌用力，从心下到脐，逐次按压。此法，医者身躯前倾，稍加用力，徐徐压腹，以诊腹中动气。其间当细审其指下形状。凡垂直按而无痛，斜按反痛者，为芎归胶艾汤之腹候。轻按而应者，乃心下、脐下之悸也；深按方应者，乃腹内动悸、坚块之类也。候其诊出其缓急、大小、滑涩、坚脆，切勿仓促草率，且亦不能使病人受惊。

上部兼诊其面、目、唇、舌；中部兼诊胸、胁、腹之形状（所谓视其大小），乳头之萎活（无论男女，乳头枯萎为大虚）；下部兼诊其股、胫、足。病人股内肉大脱者，凶；小腿肌肉萎缩者，下焦之虚；大腿内侧及小腿肌肉压痛者，为血瘀。其次，水肿之有无、厥逆之间甚，亦当详察。凡肌肤枯燥、肌肉软弱、胸满腹弱者，其虽自觉无病，然概为大虚之候。又，胸腹肌肉松软无力，爪甲苍白者，其人病痹。另，如预测生死吉凶，虽不胜枚举，大率如上所述。且亦当据其前后二便，合参寸口、人迎、趺阳、少阴之脉。

继则扶起病人，袒其肩背，上至颈项，下至腰尻，以及左右肩臑之肉，俱应诊之。然病情笃重，起居不便者，当随其便而诊之，不属此例。

察颈项、肩背，当以三指探按法。凡病重者，大抵上实下虚，邪必凝结于上，故应察其颈项、肩背之间。病邪甚者，必着于背，见脊骨或屈曲或突出。若大虚者，必肛门内抽、尾骶灼烂，甚者肛门如竹筒。

案：臂肉之诊，虽见于《内经》，然论之不详。近时亦有言诊臂尺之脉者，但为一家之言，不在此论。然按两臂臑之肉而辨虚实，亦为余门所不弃之法也。尚应察呼吸之长短、气息之多少（呼吸急促而不足一息者，为短气，乃呼吸浅短而促也。气息似有若无者，为少气）。闻声音之清浊、高低（因有谵语、郑声、妄语、惊呼、呻吟之别，故当辨其虚实）。问二便及七窍之通闭、利否及其所苦，皆不可缺如。此乃四诊也。

或曰：候万病，不离三候六诊。将虚、实、虚实相间三者，标为三候；脉、腹、皮肤、舌色、眼中及肾间之动六者，谓之六诊。

愚谓：其面色与语声、气息之诊，亦不可或缺，故余门并之为三候八诊，若夫分阴阳、辨寒热，亦在其中矣。当今之医诊病，但切其寸口，偶有按腹诊病者，亦与病人对坐，仅按其心下，所谓"按寸不及尺，握手不及足"者也。如此，安知其脏病乎？

二、《内经》诊尺图解及诊尺左右内外上下三部图

上古之医，如何施术，如何疗疾用药，其详情不得而知。然《尚书》曰："药不瞑眩，厥疾弗瘳。"孔子曰："良药苦口利于病。"皆谓以偏性之毒药治病。另如《周礼》亦云"医师掌医之政令，聚毒药以供医事"云云。然而，若无后世医论之书，则仅传药方，其施用全凭口诀，师徒传授。推知其药方极简，药品亦寡少。

《左传》虽载医缓、医和之事，但颇多怪谈奇论，不涉治疗，不可以为法。下至战国时期，扁鹊誉满天下，虽太史公为之作传，然亦集载奇闻而虚实难审。然则望齐侯之色，说病之浅深，闻虢太子尸厥之时，乃曰："越人之为方，不待切脉、望色、听声、写形，言病之所在。"观此之论，于四诊之中，独擅望、闻二诊，所谓跻身神圣之域，诚乃上工之术。然何为扁鹊遗法，实难准则。虽传《难经》为扁鹊之书，但属伪作，毋庸置疑。

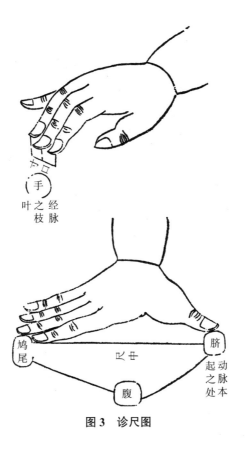

图3 诊尺图

《素问》《灵枢》皆为上古之书，固不足论，然则若秦汉至魏晋间而成书，其去古不远。其中《素问》非成于一人之手，乃多方辑集，编纂无序，如脏腑阴阳之论，其说不一，多无用不实之词；然就中刺络、针治之事，大多确系临床所得。《灵枢》成于一家之手，专论针术，虽具一二药法，但不足为信。此二书，后世尊为上古圣人之书，皆奉为医疗之法典，逐一悉为金科玉律。余以为过于执信，反无见解。孟子曰："尽信书，不如无书。"此之谓也。

观《灵枢》《素问》时有诊尺之论，审其文，共有两说：其一，以臂名尺，诊臂肉；其二，以腹中名尺，诊腹候。

诊臂肉者，后世弃其所论，不传其术；诊腹至重，即当详论。盖于手脉，医生三指所切之处名寸口。与之相对，自鸠尾至神阙为一尺，居身正中，故名尺中。此后，取手脉之名，于寸口分三部，医生无名指所切之处名尺中，名义纷然相混。然手脉"尺中"之名，由臂名"尺"而得，但不符"尺中"之字义。

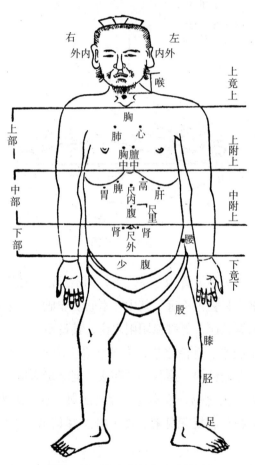

图4　诊尺左右内外上下三部图

案：肘际至臂弯作一尺，臂弯至鱼际作一尺二寸，鱼际至中指尖作八寸，合二尺，此人身自然尺度，分开大指与中指而计之。然则于臂称尺前，于手尖则称尺后，可见并非"尺中"名义所据。

考《灵枢》《素问》中，若诊尺，则不待切脉而言病，尺与脉各有相对之文。诊尺作诊腹，乃毋庸置疑，但以其未详载流传，今则难试。

此外，古书存于今而可读者，莫贵于《伤寒论》《金匮玉函经》。其脉证、论治、方药，靡不赅备，实当尊为医家之至宝。姑且不论是否仲景所著，此书经晋王叔和编纂，杂以己言，乱真者过半。然后世诸医以为皆为仲景遗书，而不潜心取舍，此亦可谓无见解也。

近时，本国医家稍察其非，破其妄，互倡一家之言，各立门户，倡古学者，接踵而起。其说虽亦有得有失，然概出于宋元以降医家之上。其中亦有汲汲名声，文过饰非，哗众取宠，固执偏见，而能至中正者鲜矣。然医书固为术数，孰若自择良者而学之乎？

读《伤寒论》和《金匮要略》（即《金匮玉函经》），常应探其赜奥，味其旨趣。其书与后所著之书不同，其言简而意蕴，决不可偏信一家之言。其分阴阳、举六位、辨病状中，多以腹证与外证对言。举脉候辨疑似，舍证据脉言病者，无疑皆为叔和掺入。悉随证立法，脉因为次，概为仲景本意，乃学之至要。是故按腹候，辨病证，当法遵仲景。至于得其活法，则在于殚精竭虑而思之。《论语》曰："学而不思则罔，思而不学则殆。"

今且就《灵枢》《素问》中诊腹之法，举其一二而释之，以示后学。

《素问·脉要精微论》曰："尺内两傍，则季胁也。"鸠尾至脐作一尺，其两旁则胁肋下缘也。季者，末也，胁肋之末之义。"内"，与"外"相对之词，相对脐下称"尺外"，故曰"尺内""尺中"为其义也。

"尺外以候肾"。脐上称尺内，脐下称尺外，盖指气海、丹田，故曰候肾。

"尺里以候腹"。尺里即尺内也，泛指心下至脐之域者称腹，尺里皆腹也，故曰候腹。

"中附上"。躯干分三部分，鸠尾至脐称中，中附上，由脐向上，附于中部也。

"左外以候肝，内以候膈。右外以候胃，内以候脾。"中附上分为左右，左右又各分内外，下亦同。膈者，膈也，乃胸腹分界之名。

"上附上"。鸠尾上至天突之下也。

"右外以候肺，内以候胸。左外以候心，内以候膻中。"膻中者，两乳之间也。

案：候胸腹之处，当更有高下，不做细分。

"前以候前，后以候后。"前者，前阴及面部七窍也。后者，肛门及颈项背也。候通塞、利不利、凝结之类。

"上竟上者，胸、喉中之事也。"上竟上者，上部之上也，即天突以上，故谓候胸、喉中事。喉者，咽喉也。事者，以候为事也。

"下竟下者，少腹、腰、股、膝、胫、足中事也。"下竟下者，下部以下也，谓自横骨、髀关以下至足。

综上所述，古之所谓三部九候，即分身体为三段，候上中下，各左中右之事也。天突至鸠尾一尺，鸠尾至脐一尺，脐至横骨一尺，分指而度之，此自然之法度也。后移于手脉，候寸关尺之浮中沉三部之事也。

案:《周礼》曰:"两之以九窍之变,三之以九脏之动。"东洞吉益氏以为:窍之变,谓开合失常,阳窍七,阴窍二;脏之动,纳水谷之所谓之脏;九者,上中下又各分左中右也。夫饮食入口,从咽喉至肛门为一路,若泌糟粕从二阴出,过百脏而不病;停滞则变而充一身,四肢百骸皆病。停于正中为危,左右次之。此亦为候三部九候及前后之变,与本文之意相关,当并为古诊之事而视之,详见前图。

《素问·方盛衰论》曰:"按脉动静,循尺滑涩,寒温之意,视其大小,合之病态。"按者,抑也。脉浮数,动也;沉迟,静也。循,抚也。尺,腹尺也。滑,滑利而润也。涩,滞也,如抚铁锈,干而滞,乃肌肤甲错类。

"寒温之意"。寒者,冷也;温者,暖也。意,感觉也,推测也。脉动与尺滑以候温,乃阳证也;脉静与尺涩以候寒,乃阴证也。此分阴阳两途,乃意测寒温也。

"视其大小"。视,专心看。其,指尺。大小,形之大小也。故用"视"字,乃视腹状之大小,别病之轻重。

"合之病态"。合之者,合脉、尺、大小三者也。态,姿态也。合此三候,以定一病之态。

上述以脉与尺分对,言按脉、循尺、视其大小。诊腹之事,昭然若揭。

《灵枢·论疾诊尺》曰:"黄帝问于岐伯曰:余欲无视色持脉,独调其尺以言病,从外知内,为之奈何?"调者,调也,或按或循,审诸形状,乃调也。此弃色脉,独调其腹尺而言病情,自外知腹内情况之问也。

"岐伯曰:审其尺之缓急、小大、滑涩,肉之坚脆,而病形定矣。"审者,审也,细辨其情况也。缓者,弛也,皮肤松弛。急者,紧张也。大小滑涩之解见前。坚者,硬也,牢固不动也。

脆者，不坚固也，犹言易碎。审明其腹皮之缓急、形态之大小、肌肤之滑涩、肉之坚脆，而病形定矣。定者，反复斟酌而定其条理也。

此段言舍色脉，独调尺腹，定其病形，故较《方盛衰论》更详。

兹就仲景用于病家腹诊之法，言其大略。如腹缓者，桂枝去芍药汤证、桂枝附子汤证、栀子豉汤证、四逆汤证类是也；其急者，小建中汤证、芍药甘草汤证、甘麦大枣汤证是也。形之大小之在胸者，为大小陷胸汤证；在胸胁者，为大小柴胡汤证；在腹者，大小承气汤证类是也。肌肤润泽者，为桂枝汤证；涩滞者，大黄䗪虫丸、薏苡附子败酱散证是也。

案：黄芪诸剂，亦当有肌肤枯燥涩滞之证。坚，诸心下痞硬，坚、硬、满之类皆坚也。脆，诸水气之腹，如有物，按之即散之类是也。凡此等腹证，不胜枚举，在此仅例其一二，各方之证不再赘述。是故若细审腹证，足可于切脉、望色、问病之先预知其病，辨其吉凶。且所谓未病者，即知其毒伏于内，未发于外也。又示人以与汤药之后，病毒之尽否，信如斯言。于是，古诊尺之法，取仲景腹诊，足以证之。

同篇亦曰："尺肤滑，其淖泽者，风也。"淖泽者，润而黏也，谓微汗出，乃太阳中风之桂枝汤证，故曰风也。

"尺肉弱者，解㑊安卧。"解㑊者，疲乏倦怠也。安卧者，静寝也。大凡阴证之腹，按如熟瓜（不紧张），其人多精气衰而疲乏，安静平卧，如四逆汤证是也。

"脱肉者，寒热皆不治。"脱肉，肉落者也，喻腹皮薄可捏起，按之如绵絮。与其说禀赋不足，莫如说精气脱甚，此证无论寒热，皆为不治。

"尺肤滑而泽脂者，风也。"脂者，油亮也，谓汗出油亮。此亦太阳中风之证。

"尺肤涩者，风痹也。"痹者，麻木也。肤涩者，气血不足也。感邪而痹，乃身体不仁之病。

"尺肤粗如枯鱼之鳞者，水泆饮也。"粗者，粗糙也。如枯鱼之鳞，指干燥而不润滑。此水气留饮溢于皮肤。泆失者，鼓动也，犹言溢饮。

案：此篇虽多错脱，不成全文之义，但所谓审尺肤而定病形者，可见一斑，亦当证之于仲景腹证。王冰等不审文义，专当诊臂肉，牵强附会，应为妄说。凡文辞错脱而不现全义者，古书常有之，其可疑之处，盖缺如也，读者思诸。

以上释《内经》之文，使知腹证之古诊法。其他虽亦言一二诊尺，但因上文已足证，故略之，详见原书。

或问曰：古医有四诊，曰望，曰闻，曰问，曰切。达其术者，名神，名圣，名巧，名工。吾子云：以扁鹊之术为上工，则实难骈比。然望齐侯之色，乃望诊也；入虢之诊，乃闻诊也，则虽扁鹊之术，亦不出四诊之外。虽为神圣，然彼亦人，吾亦人，有所为者，皆当如斯也。闻国内先哲今大路古标亦擅其术。虽难达至高至远，然不欲达其圣道，何时能逢其源？将其称为自弃。吾子主张偏于腹诊，其虽亦古术，亦仅四诊之一，无卑贱之分。吾亦偏于一家之言，却不失卑近。

或问曰：望与闻者，不可得而学之，愿闻其说。答曰：古有四诊，未分四术，其理一也。假令今得一病人而诊之，尚未至其前时，先远望而察其神色，预知其病浅深、吉凶。既至身边，则听其语声清浊、高下，呼吸缓急、长短、多少，知其轻重、剧易。其次问病、切脉、按腹，审其阴阳、虚实，以及病毒之形状、位置，而后定其病态，慎处治案。此即四诊之序也。然则四诊为诊每一病人不可缺少之法则，且其理一也，非别为四术。然闻与望者，乃默然而视之而感也，始则不擅其术，教无实物，学无规矩。大匠教人以规矩，学者亦必循规矩。问与切者，教而有物，学而有矩。古人云："登高必始于下，涉远必始于近。"切，乃四诊之末，为最浅显者，故初学必先以切诊始。

余所谓切，非仅徒切其脉，而以诊腹最为紧要。盖诊腹，详病之所在，阴阳、虚实，复不臆断，故若腹候详尽，脉状亦当随之而明。于是乎，问之有方，闻之有物，若能持之以恒，努力不懈，则可豁然而得望察之神鉴。扁鹊见五脏症结者，岂出此外哉？是故，诊腹为入门第一义，岂仅诊腹而已？宜乎以为修四诊阶梯。此鹤泰荣、稻叶文礼二翁创于前，吾竭力殿后之故。

三、仲景腹证部位及周身名目、三阴三阳、表里内外图解

夫仲景论治法，不在于病因、经络，皆审其脉证，故曰：随证治之。

审证于各自部位，部位即三阴三阳，以三焦之部位，先将躯干分为三大段：上焦，膈上心胸之位；中焦，鸠尾下至脐上之位；下焦，脐下少（小）腹之位。《伤寒论》曰"得汤反剧者，属上焦也"，"理中者，理中焦，此利在下焦"是也。

愚案： 三焦作经络之名，并非古义。焦者，烤焦、熏焦之义。盖谓阳气熏焦，消化食物，运行精气，故咽喉至肛门分为三段，名曰三焦。上焦者，摄入水谷之道路；中焦者，消化水谷之熔炉；下焦者，通利水谷之沟渎。故《难经》曰："三焦者，元气之别使也。"

太阳表证见于上焦，所谓头项强痛、项背强，或喘或干呕之类是也。少阳见于中上二焦之间，所谓口苦、咽干、目眩是也

（此三证为热在胸腹间之候）；或胸中满而烦，肋下硬满是也。阳明见于中焦，所谓胃家实、腹满是也。又名之表证、里证，太阳为表，阳明为里，少阳为半表半里。表里即表与里，因阳病传入，故有此名。

又，表里之中分内外。内者，胃内也；外者，胃外也。阳邪入胃，见大便秘之实热证，谓内实。外者，胃外也，乃对内而言之词。故对内而言时，表证、里证皆称外证。《伤寒论》曰："伤

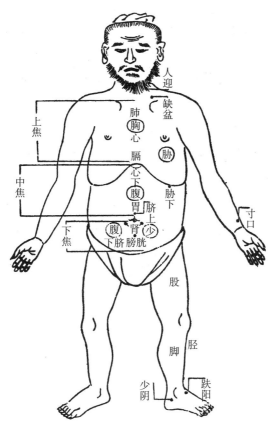

图5　正身名目及三焦分解图

寒六七日，发热、微恶寒、支节烦疼，微呕、心下支结，外证未去者，柴胡桂枝汤主之。"此伤寒六七日，不作结胸，虽心下支结，亦有发热、微恶寒等外证，且支结尚未成实，故不应作结胸而下之，称外证。又曰："伤寒十三日，不解，胸胁满而呕，日晡所发潮热。潮热者，实也。先宜服小柴胡汤以解外，后以柴胡加芒硝汤主之。"潮热乃胃实之候，当下，然有"胸胁满而呕"胃外之证，故先解外，而后当下之。又曰："太阳病不解，热结膀胱，其人如狂，血自下，下者愈。其外不解者，尚未可攻，当先解其外。外解已，但少腹急结者，乃可攻之，宜桃核承气汤。"此少腹急结者，为血证，虽非胃内之病，然所谓急结者，为热血相结，不可不攻下，故将太阳表证曰外。又曰："太阳病，外证未除而数下之，遂协热而利，利不止，心下痞硬，表里不解者，桂枝人参汤主之。"凡有外证，法不当下，今反数下之，遂致协热于内，下利不止。是以表之发热恶寒、里之心下痞硬皆不解，故用药兼治表里。

综上，对内而言外也，故当虑其不当下、不当攻之意而言之。

若阴病，亦非无部位。所谓"太阴之为病，腹满而吐，食不下，自利益甚，时腹自痛"。此胃阳衰，非水气停蓄所致，故其部位在中焦。阳明之腹满者，实也，热燥其水，故按之硬痛。太阳腹满者，虚也，水克其火，故按之不硬不痛。此阴阳腹满之异也。

少阴之初，其证见于外，脉微细但欲寐或手足寒、背恶寒者，虽非腹内之病，但其寒固异于表证之恶寒。若其源为下焦虚寒，则亦无不在其部位，况其下利时痛，以及便脓血者，无非中下二焦之病。少阴病，虽有咽痛、胸满、心烦等属上焦之证，但皆由下焦虚寒而气血上迫所致，是故少阴之病候，以脐旁少

（小）腹为本。

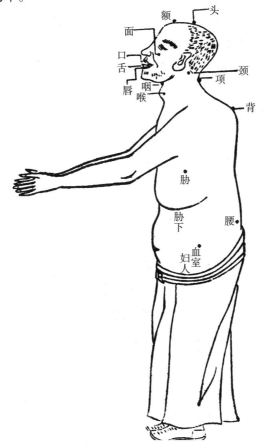

图6 侧身名目图

厥阴之病，虽以四肢厥逆而名，但亦有所谓"消渴，气上撞心，心中疼热，饥而不欲食"者，乃微阳将绝之候也。此其下焦阳气已虚，阴寒蹶起而攻冲心中，则所谓消渴、疼热，非邪气所致，乃气血上迫而见之象。其病始于下焦，直迫上焦也。

案：阳病自外及内，至中焦为极；阴病虽似自体外始，但其本从下焦起，在中焦为甚，及上焦者，为气血衰而上迫也。故阳病自上及下，太阳为始，少阳为中，阳明为终；阴病自下迫上，少阴为始，太阴为中，厥阴为极。此阴阳顺逆自然之象也。

以上皆非腹证，简而言之，阴阳、表里、内外，皆辨证、分位之符号。以其三阴、三阳、三焦为经脉之名者，非仲景本旨也。

又细别其各位之名。

胸胁：膈上之总名，内有肺、心、缺盆、膈上、膈内等名。

腹：膈下至脐之总名，内有心下、胁下、脐上、胃等名。

少腹：脐下至横骨之总名，内有肾、膀胱、肠、血室（仅见女子）、脐下、关元、气冲等名。

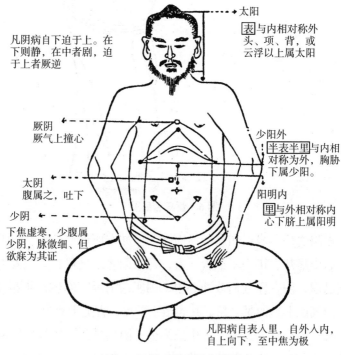

图 7　三阴三阳表里内外图

上皆细别名目，虽有脏腑之名，但非尽言脏腑之事，毕竟亦细别部位之符号耳。阴阳五行、脏腑相配之说，概不当学。如肺痈、肠痈亦仅记其部位，专以所见之证而定之。其肺痈之证，不吐脓者，名肺痿，是概肺痿即肺疽也。然以无脓为疽者，臆断也，故名曰肺痿。凡仲景名"某之病"者，皆枚举其证，而不臆断，如肾著、肝著，皆记其位之名。独于胃，言腑内之事，此饮食自口而入，其受纳之处，当以自知，非可臆断。然不得其证则不论。不得其不大便五六日以上，潮热或腹满者，不言胃中有燥屎；若无干噫、食臭之证，则不言胃中不和；若无吐下后以及腹微满、心烦等，不投调和胃气之剂。又，若栀子豉汤证，既言胃中空虚，又言按之心下软；黄连汤证，既言胃中有邪气，又以腹中痛为其应。其他，若言热结膀胱者，则有在下之少腹急结为其应。皆以诊腹为本也。

心烦与胸烦，乃广狭之异名。心者，胸中央部位之称。如小柴胡汤证曰"心烦喜呕，或胸烦而不呕"，据其呕之有无以别心胸，此皆寓作者之意。

其泻心汤证曰"心气不足"者，当以《千金方》之"不定"为是。若强作"不足"，悖"泻心"之名。泻者，泻实，实者有余，岂能泻其不足？读者须详审之。

四、肾间动气说及图解

夫按腹中，候脉动，最为紧要，务须准确。然济生家多忽略此诊，甚则"按寸不及尺"者有之。《难经·六十六难》曰："脐下肾间动气者，人之生命也，十二经之根本也。"《十四难》又曰："譬如人之有尺，树之有根。"尺者，动脉之根本也。《灵枢·本输篇》曰："阴尺动脉在五里，五腧之禁也。"阴尺者，腹。

动脉者，动气也。五里，五腧在五脏之所也。此皆动脉之事，呼吸之气息不绝，此动不息。世医动辄言元气之虚实者，若非言之动气，曷可言哉？世论偶及于此，或曰在神阙，或曰在气海、丹田，至究索其本源，则多作秘诀而不详述。此乃徒求之于仿佛之间，不能究极其为何物也。

盖天，以一气维持万物者也。故生于天地之间而有气息者，无不受命而活动。命者，乃天一混元之气，结于其腹内而为己

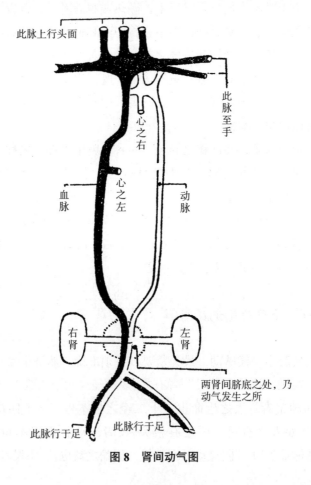

图8　肾间动气图

有，运行周身，为活动之用也。其形气相结处，名曰魄，其气即魂，此魂魄乃神明之舍、生命之本也。

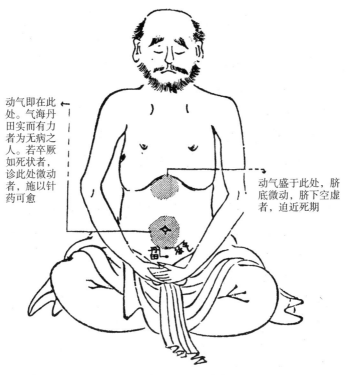

动气即在此处。气海丹田实而有力者为无病之人。若卒厥如死状者，诊此处微动者，施以针药可愈

动气盛于此处，脐底微动，脐下空虚者，迫近死期

图9　动气旺衰生死诊察图

愚案：汉儒以降，立元气之说，遂为医家奉为不易之典。其论根于《易》之先天太极，以言人之元气。以人生之前禀赋于天，生后在其腹中维持原状而活动者，命曰元气。因而至于补元气之说，亦大误也。元气为天之混一元气，引于人体内，且不断活动、更新，自人口鼻出入往来，犹鱼居水中而得水，故体质之强羸，决于元气之盛衰，而人身元气并非始终如一。

人之初生，乃男女媾精而成，有如钻燧取火；其养育以乳汁，继以谷肉果菜，如已得火，装油为灯；其死乃精虚魄散，气独归其原，如油尽灯灭。此魂气犹灯火，形魄犹油汁（魂魄之名义，详述于他处，此从略）。

其形与气相结之处，名为肾间，正当脐底，故以脐底为动脉根本，所谓"肾间动"是也。肾分左右，左为肾，右为命门，其间为脐，故谓肾间。脐又名神阙，神气往来门户之意，与命门义同。

荷兰医谓子居子宫，其养受于脐。先自胞衣受其母血，其血浸渍，传于脐带之血脉，渐送之于肝，自肝传入心，由心周流全身，与成人无异。其血周流全身后，自脐带复归胞衣，与母血相合，如环无端。

大凡胎儿，其头足皆有白膜包之，内充浆水，娩出前，无口鼻通气之路。荷兰之俗，论人身之事，皆作解剖，据其发现，究其精微，无一臆见。正如其说，母子气血自脐带相通，出生后，口鼻所通之气，即结于脐底，亦不当怀疑。

此通气之道，上开于口，至咽喉与气管为一路，下达肾间，形气相结而行呼吸。且于相结之处分为动脉、血脉，上下运行，周流全身，温养四肢。故神明藏于此，思虑生于此，嗜欲动于此，惊则跳动，忧则气冲，君子养以浩然，小人耗而致祸。自圣人之道，至佛老诸子百家之技艺，如知此动气而不自省察，则不能成其德、达其术。且人得其常时，则此气旺于四肢，充于百骸，脐下实而有力。

若病笃或年老，神将离其所居之处，则此动气上迫心胸，而不旺于四肢，脐下空虚，按之如絮。虽动气在上，但脐下旺而有力者，虽病不危。又，形如死状，或形容枯槁，但此气尚存者，可愈，即所谓"当自生者，能使之起耳"。此气不旺者，虽未发病，但名曰行尸，如同死人，即所谓"虽司命，无之奈何"。

然则人未全死，此动气尚存不息，故仅按此动，难预吉凶，故于气海、丹田之间候之，此稍离其动，窥其气之旺衰。动气虽及气海、关元，但总以脐底为本。

五、动悸辨证（附治法略案）

动者，动也，神气动而称动。按腹底，指下扑通扑通动而不止者，为动气也。轻按腹皮，微动应指，重按反无者，为悸。然"悸"有惧怕之意，类于气弱，故不限于心中，心下、脐下有气弱不安之感者亦为悸。

案：动为本，悸为末。动有形，悸无形。悸必从动而发，故连称动悸。然动未必悸，故动悸有别，其证各异。且动为动脉之根本，并非为病，已如前述。但若失其常，不安其舍时，则视之为病。《伤寒论》曰："若脐上筑者，肾气动也，去术加桂四两。"（案：人参汤①方证下之加减法，虽多不类原文，然存其古意，且有疗效者，不可弃之。）又曰："动在脐上者，为癥痼害。"（见《金匮要略·妇人妊娠病脉证并治第二十》）属桂枝茯苓丸证。又曰："脉结代，心动悸。"属炙甘草汤证。另有胸腹动者，复不即言其动，而言其应，所谓惊狂、烦躁、烦惊、心烦、癫痫、目眩、气上冲、奔豚气上冲心之类，皆动气之变候。

悸为病证，其所发之处有三，即心中、心下、脐下，且其候不一。因水气而致者，半夏麻黄丸证、苓桂甘枣汤证、真武汤证是也；因热而致者，小柴胡汤证是也；因急迫而致者，小建中汤证、桂枝甘草汤证是也。其他，另如惊而悸、忧而悸、时悸时止者，无须服药治之也。《诗经》曰："容兮遂兮，垂带悸兮。"谓因忧而悸也。《五杂俎》曰："临悬崖，涉独木桥，使人病悸。"乃因

---

① 人参汤：即理中汤。

恐而悸也。

　或问曰：诊脉之要，动悸之辨，能粗明其旨。今诊病人，动气有应指者，亦有难应者，不亦宜乎？世医言：动气有无，诊之有法。其动气应者，辨其证、处其方之大略，亦可得而闻之乎？

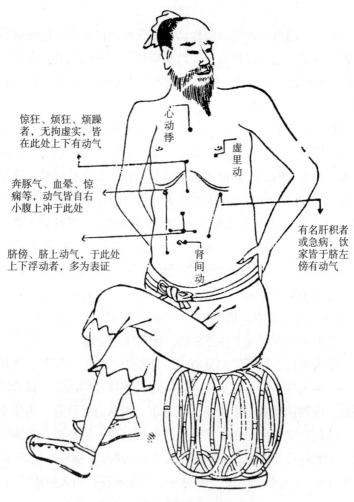

惊狂、烦狂、烦躁者，无拘虚实，皆在此处上下有动气

心动悸

虚里动

奔豚气、血晕、惊痫等，动气皆自右小腹上冲于此处

有名肝积者或急病，饮家皆于脐左傍有动气

脐傍、脐上动气，于此处上下浮动者，多为表证

肾间动

图 10　腹中动气所在分属图解

答曰：凡诊腹者，有三指探按法、覆手按压法。探指不应者，不覆手按压则不得（诊法详见于前）。今为初学，举其治法浅显者，为引玉之砖，不足以尽其变化。详细内容，辨于各方腹证之下。

虚里之动，在左乳下。凡动在胸腹者，多应于此，甚者在右乳下。此动素高者，属痰饮，可随证遣用苓桂术甘汤类治之。伤寒热证，此动盛者，后有大患，不可忽视。或曰：虚里动而亢进者，多痰饮、食郁。此动亢进，不能行步者，脾气不调也。原宗甫曰："此动频者，半夏之证也。"

心动悸者，属炙甘草汤证，覆手按压而得之。其他，每诊病人，必先覆手按压，以候心胸动静为要。心胸汩汩而动者，诸证有别，纷然易淆。有热烦者，柴胡证类、泻心证类；虚烦者，栀子豉证、酸枣仁汤证、竹叶石膏汤证之类；气上冲者，诸桂枝辈，有脐上动之证；气上冲而急迫者，甘草干姜汤、小建中汤、桂枝甘草汤证之类；痰饮者，苓桂五味甘草汤证、小青龙汤证、苓桂术甘汤证之类。宗甫曰："膻中以上，悸而不热烦者，麻黄汤证也。"当合外证与腹证而别之。

动气迫心，胸满、短气、烦闷，或喘急，或干呕，或癥瘕，或上窜欲死者，危急之证也，当用风引汤、紫石寒食散。不可妄投吐方及走马、备急类方。

动气在上脘中间，强者，桂枝类证；或发惊狂、烦狂、心烦、心悸、烦躁、目眩等证者，诸如龙骨牡蛎汤类证；或心下痞者，泻心汤类证。亦当据外证与腹证而分辨之。

动气在心中，背五六脊椎彻痛者，或动气从上脘逼于心下，脐下空虚者，为危重（垂死之候，不能妄论其治法）。

动气在中脘周围，按之浮者，概表证也，首选诸桂枝辈。若胸实有力，上中脘之动气愈按愈强者，实邪在里或胃内实，其动气沉实而有力，当选大柴胡加芒硝或承气辈。

案：肌表虚者，动气多，桂、芪二味之施用，尤当尽意。

水分之动，浮而按之痛者，水分也。若兼小便不利，或水泻，或渴等证，乃五苓散证也。或曰：有外邪之候。愚谓：桂枝汤、苓桂术甘汤、桂枝茯苓丸亦有此证。

脐底之动，已辨于前。若按之脐底有坚块，与动气俱动，牵及上中脘者，癥痼也，为桂枝茯苓丸证。若脐底动，按之坚痛，外证热肿、口舌干、肌肤枯燥者，为脾虚，用贞元汤（贞元汤方：熟地十钱，炙甘草、当归各三钱，水煎服）。

奔豚之动，自脐底起而即冲心胸，休作有时。若脐下悸者，欲作奔豚，为有水气，属桂枝加桂汤、苓桂甘枣汤、奔豚汤及《广济》《小品》之方证。又，似此形状，发时呻吟者，虫也。虫证常有动气甚者，或心中烦闷、怔忡者，当合其他蛔虫脉证辨之，可与甘草粉蜜汤、乌梅丸及其他杀虫之方。宗甫曰："动在脐左天枢，异常也，乃蛔虫证。"癫痫亦有似奔豚者，另当别论。

产后晕及诸血晕者，皆动气上迫于心胸，按右不容穴，其晕可止。论虚实者，当据《产论》。若瘀血上冲者，治以黄土汤、《千金》甘草汤、失笑散类，《金匮》柏叶汤亦可选用。

水肿有兼癥瘕者、动悸者。又，脚气渐冲心者，心下必动，不可误混之。水肿兼癥瘕动者，以柴胡姜桂汤加茯苓；脚气冲心者，以风引汤，不剧急者，吴茱萸剂与之。

所谓火动燥证，名积热者类，必动元气，应辨虚实。实者，诸泻心辈；虚者，百合汤、竹叶石膏汤类。或曰：动在脐右者，阴虚火动；脐左者，肝虚痰饮。

凡妇人血证，悸动者多，属桂枝加黄芪汤、小建中汤类证。

产后病，男女诸血证，积癖、痰饮类兼动悸者多，细探其本证，随证治之。善治其本者，虽或不以动为主治，然其动可自愈。下试列一二，当合并思之。

沉香天麻汤（《卫生宝鉴》方）、三物黄芩汤（当考虑《金匮要略》产后病）、人参去术加桂汤、四逆散加牡蛎汤、桂枝汤牡蛎合方及其他，并前所载而览之。

以上多阳证，另有阴证者，外证不以动为主，如真武汤之心下悸、头眩、身瞤动，或四逆汤之里寒外热，通脉四逆汤之面赤，白通加猪胆汁汤之干呕而烦，当归四逆汤之脉浮革类，皆其动气自脐上至心下甚者。另，脉家所谓忌浮大、洪大之类，皆下焦虚弱，脐下之气衰，动气逼于心下。于是乎阴阳、虚实之辨，不可不审。

附方：三岁饮

治瘕动而诸方不效者，又治诸暴逆之证。

熊胆二钱　沉香一两　水银二两　铅二钱

先取上药水银与铅二钱，放于铜器内，以炭火熔之，而后移置台器上，候其冷却，研为末，合沉香细末，并挫熊胆为细末，加少许水，磨成糊状，使之如膏，米汤送下。

六、腹中诸块辨证及治法（附方九首）

腹中之病成块者，古名癥、瘕、癖，且其物不一。先哲辨七种之块，今载其说，并附愚案。

其一，食块。见于左右胁下。

愚案：肉食之癥瘕在心胸间，又，宿食之结瘕在上脘，皆留于胃管而不化。或曰：左胁下见若面筋之物者，食毒也。

其二，风块。见于中脘周围。

愚案：脐上动脉结而成之象，所谓半身不遂有之。

其三，气块。见于左右胁下，肝经附近。

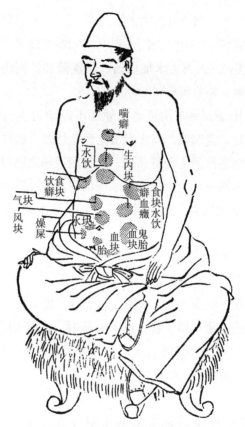

图 11　腹中诸块分解图

　　愚案：所谓积癥是也。气无形，不当成块，然若气郁结，则滓浊、瘀汁凝滞成块，定而不移者为积，展转痛移者为聚。德本曰："积，堆积也，水谷之邪积集也。"此之谓也。

　　其四，血块。见于左少腹。

　　愚案：妇人血室在左少腹，故在左少腹者为血块。然不仅限于此，以余所知，胁下、脐周以及左右少腹皆有血块，应随证别之。

　　其五，胎妊块。见于脐下任脉线横骨之上。

愚案：妊娠七八十日后，大者如栗子（据《产论》）。

其六，水块。见于右少腹脐旁。

愚案：小便不利之块也。或结聚于此周围，多为久寒之毒。

其七，燥屎块。见于右少腹股际之上。

愚案：其形磊砢，宛如探囊中之石。结聚在此周围者，亦有久寒之毒，当以形别之。燥屎亦不限于右少腹，也见于左，以形状别之。

又，大横穴有块者，其左系于大便通道，当有痔漏、脱肛之患；右系于小便通道，当有下疳、淋疾之患（大横穴在脐稍下，左右各三寸处）。

愚又案：此外尚有可言者。

一曰疟母，为久疟成块。

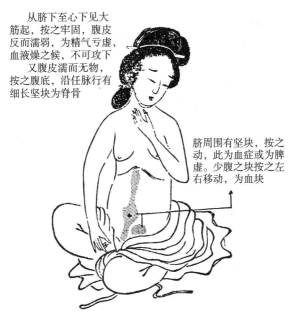

从脐下至心下见大筋起，按之牢固，腹皮反而濡弱，为精气亏虚，血液燥之候，不可攻下
又腹皮濡而无物，按之腹底，沿任脉行有细长坚块为脊骨

脐周围有坚块，按之动，此为血症或为脾虚。少腹之块按之左右移动，为血块

图 12 腹中诸块分解图

二曰虫癖，为蛔虫聚而似块。或曰："左脐周围，如张网起块且痛者，蛔虫块也。"

三曰疝症，有水、血二候，此症多在少腹、腰间。水寒之毒在右少腹，血疝之毒在左脐旁。

四曰疮癖。小儿之块，俗称癖疾，有左疮右癖之说。又，亦不仅限于小儿，言结聚左右胁下者，脾积之类也。或曰："右胁下之块，向心下刺痛者，食毒、酒毒、小儿胎毒也。"

五曰饮癖，此留饮结癖也，属水块。在左右胁下，扪之有水声。又，心下坚，大如盘，水饮所作者，为饮癖之类也。

以上诸块之辨，虽如此繁多，但除妊胎、燥屎、虫、食之外，若非在水分，即在血分，或水血相结，皆腹中滓浊、瘀汁凝滞结聚而成。

名陈寒、痼冷（久寒、不解之冷）者，乃阳气不至，物必以凝结、冻固（冻冰）也。

是故，今法仲景，审证治之，坚块、癥瘕无不治，不只取于攻下一途。今且为初学者列其治法大略，然未必止限于此。若年老精虚重者，腹皮软弱如无物，诊之腹底中央触到长块，为脊骨，非病毒，切勿误识。

生肉留于胃脘而不化成癥瘕者，与橘皮大黄芒硝汤或泻心圆（德本十九方之一）。

诸食毒，在胁下或心下而不化者，当吐之，宜瓜蒂散。若不解，与大承气汤，或调胃承气汤。

案：凡吐方，当审腹状之虚实而用之，不可妄投。或曰："食毒经久不治者，忆起当时所食之物，得之烧而存其性，加入随证所处之方中，或相兼而用，有效。"此即《建殊录》所载食茄子一案之类也。

心下坚块，当随外证索方，于桂姜枣草黄辛附汤下辨之。

　　饮癖者，随其外证，服痰饮、留饮之主剂，亦可兼用药丸，当循《金匮》之痰饮治法。或应下者，投十枣汤、平水丸、直行丸之类也。或云："当用《外台》之大蟾蜍汤。"又曰："于吴茱萸黄连大黄汤中，加铁砂末，上药为末，成丸，下饮癖。"

　　气块、癥瘕诸证不同，有气分证，见久寒痼冷证者，以附子为主，温散，亦可投吴茱萸辈。有血分证，投桃核承气汤、芎归胶艾汤、大䗪虫丸类；若当攻者，可试投通气丸、干漆丸。有实热证，与承气辈或泻心辈。疝证亦在此列，寒疝绕脐及少腹有块者，与乌头桂枝汤。或曰："疝气之块，多在右少腹及脐下，引睾丸或股内，与附子粳米汤、真武汤、八味丸、苓姜术甘汤类，随证合芍药甘草汤于各方而用之有效。"疟母，用鳖甲煎或大䗪虫丸。小儿癖块，与柴胡加龙骨牡蛎汤（《玉函》之方为丸用），或大黄牡丹汤（为丸）、大黄䗪虫丸，以米汤或乳汁送下；或稍用紫圆、白饼子、灭毒丸之类下之。血块投大黄牡丹汤、抵当丸、桃核承气汤、桂枝茯苓丸、大黄䗪虫丸、下瘀血汤类，浮石丸、硝石大丸亦可兼用。《产论》云："鬼胎血块病，在脐下之左，或章门附近，形似妊娠六七月者，按之有尖棱，折冲饮主之。"愚云：此证不解者，用斑蝥散。脐下有块，按之软者，为带下块，兼用桂枝茯苓丸，加大黄或浮石丸。妇人脐烂而流脓者，亦属带下之候也，急依前法，攻下恶物。以上乃治诸块之大略也。

　　若其毒成陈寒、痼冷者，按背，得其毒凝之处，艾灸数句，候其毒动，乘机攻之，兼施熨法益佳。妇人胀满，积年不治者，亦于其患病之初，经闭遂成血块，渐作满腹石瘕，不可妄攻。若其毒一时崩溃，势不可遏者则死。当审其精气虚实而治之，至晚期者难治。治之之法，以放足胫络之血为上策，尤当兼施熨法，或以温药煎汁送下水蛭丸、䗪虫丸之类。或曰："男女皆在不容附近有块，发潮热，舌胎黄老，形如劳瘵者，先艾灸其背数日，用达原饮。若其块不散，随证治之。小儿吐乳者，时见此块，亦如前法。"

案：治诸块癖，亦有不即攻其毒，而专护阳救表之法者。

另有随机、求本、缓急迭施之法，乃善读仲景之书，详审历试于今病者，得其妙之所在。世间虽有奇方妙药辑以成万者，然偶可治此而不治彼者，必系未能明察其病证也。

《诗经》曰："伐柯伐柯，不远其则。"与其好索古方，不若退而修术，修术在于修身。孟子曰："人有德慧术智，常存疢疾。"欲开术智，若非处心积虑，则不能达也。

今撰余试得效奇方，分列于下，亦仅枝叶耳。读者勿固执而失权变之术，终以不偏执攻击，不泥于温补，柔而不腻，刚而不烈，一应随证治之，不孟浪妄投为要耳。

干漆丸

治伏梁，气横于心下，坚牢不散，痛连胸背者。

干漆　芫花　鳖甲　硇砂（各十钱）　桃仁　木香　乌头（各五钱）　雄黄　麝香（各二钱半）。

上九味研末，以醋煮之，面糊为丸如豆大，每服十丸，饭前以温水送下。

通气散

治十膈五噎、腹内久积、气块、伤力、呕吐、臌胀、小儿惊风之痰、中风之不语者。

皂荚（猪牙）　大黄（各二两）　硇砂　当归（各二钱）　巴豆（一两半）

上五味合而为末，每服一分，好酒送下。

化毒神效丸

治癫风、症毒、噎膈、大腹痛、久疟、休息痢、偏枯、喘息、留饮、血块。

松脂（十钱）　发灰　大黄（各三钱）　丁香　辰砂　铅丹　雄黄（各一钱）　生生乳（三钱）

上八味为末，成丸，每服五六分，继服七八日，后以梅肉丸下之。服此方者，以口中腐烂为度，后莫服。

白饼子（半井家方）

治小儿痰饮结实及小儿疳癖。

南星　半夏　滑石（各一钱）　轻粉（五分）　巴豆（二十四粒，去皮心，以水一升，煮取三合，取出干用）

上五味合而为末，作绿豆大糊丸，生姜汤送下，每服五六粒。

灭毒丸（鹤泰荣方）

善治小儿胎毒诸病。

鼹鼠霜（二钱）　轻粉（一钱）　巴豆（五分）

上三味，制成萝卜子大糊丸，随小儿年龄或倍用。

水蛭丸（《直指方》）

治蛊瘴。《医统》云："凡单腹肿胀，屡经下利而不愈者，成蛊瘴。"此证多不治。妇人经闭成块，渐大通腹胀满如鼓，大者如临产胎儿，五年或十年未死者，亦可用此方。然皆非易治。世医不识此证，而妄投大承气汤，非其治也。

三棱（炮）　莪术（炮）　干漆（炒，烟尽）　牛膝（酒浸）　斑蝥（糯米炒）　琥珀　肉桂　硇砂　水蛭　大黄

上十味各等分而为末，以生地黄汁、米醋调和，作梧子大丸。每服十丸，空腹温酒送下。

斑蝥丸

治鬼胎、血块，疼痛难忍者。

斑蝥（糯米炒）　元胡（炒）

上二味各等分为末，酒送五分。

大蟾蜍汤（见《外台》）

治腹中冷癖、水谷癥结、心下停痰、两胁痞满，按之鸣转，逆害饮食者。

大蟾蜍　芒硝（各二钱半）。

上二味，以水一盏半，煮取八分。

浮石丸

治血块及经闭。

浮石　大黄　桃仁（各等分）

上三味研末，为糊丸，每服一钱。或上三味各四钱、赤石脂四钱、芒硝六钱，上五味研末为丸亦可。此方治腹中血块、水滞者，其证经水不利、少腹有块、腹中有水声，或男女皆腹胀而青筋暴露者，以及带下、久淋。

各

论

桂枝汤类方证

一、桂枝汤证图解

余详阅仲景之书，考其方，刚柔相济，缓急相须，简而不遗，易而不失，奥旨无穷，只可逐日领悟其意蕴。盖若能习善用者，则诸病可医，诸方皆效。而不能奏其功效者，此非方剂之过，乃不善用其方耳。

余虽才疏学浅，固难当其重任，然素嗜方技，不能自已，或因勤学好问，日积月累，而有所收益。究其深奥，犹感力不从心。其中桂枝汤方，诚然尽善尽美，方中意味无穷，而其应用之妙，不可尽言。今记余临床之所得及见解，以贻同道，亦唯愚者千虑之一得耳。何以言之？以未足尽其意蕴也。

大凡以为桂枝汤唯治表证之剂，此乃肤浅之见；又以其主治气上冲者，亦尚未深得其要。

是方主治头痛、发热、汗出、恶风等表证，以及气上冲者，《伤寒论》中已有明训，毋庸赘言。

若问："何以言其既肤浅，且未有所得？"此应属一难也。

凡古方，每方各有所主，非若后世组方，内外相混，杂药合凑。仲景方分君臣佐使，犹如人分五体，虽有据其主方随证增损一二，然其主方（诸如桂枝汤、小柴胡汤，皆为正剂主方），其用未必单一。

《伤寒论》曰："太阳病，下之后，其气上冲者，可与桂枝汤，若不上冲者，不可与之。"由此可见，本方又治下后气上冲之证。

且桂枝加桂汤，只于桂枝汤中更加桂二两，别无增减，以治发汗后，又以烧针令汗，发为奔豚之证。此亦主治表解之后，但抑其冲气暴剧之势。可见本方治气上冲之证，毋庸置疑。然则气上冲及奔豚气并非表证。若属腹中动气之变者，则应另当别论。是否可谓桂枝汤既主表证，又主气上冲两者？此即属所难之处。

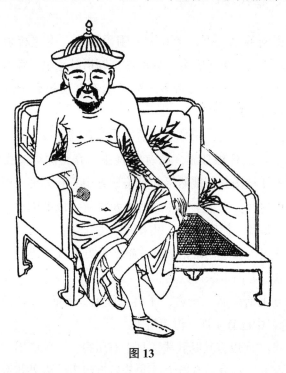

图 13

诚如斯言，今之古方医家，谓桂枝汤但治其气冲，而治其他表证当为旁治。其难虽未冰释，然如斯言者，亦未闻之。是故当今之古方家，只着眼于治气上冲，解肌救表之功，却未深究，故不能变通活用。尚有以为此方但能解肌救表，故非见表证则不敢用，此亦为胶柱鼓瑟之论。此皆泛泛而谈，舍本逐末之论。首先，对其治表或治气上冲，主要作用或次要作用之说姑且不论，若不解其本意一致之理，即难出是方深意。故引深思考，通其所通，便能广其所用，用于诸病，圆机活法，效如桴鼓。

非议先贤，虽不免自为售丑，亦不得不辩，且述于下，晓其旨趣，归于一理。虽恐为人嗤以穿凿之嫌，然其要者，广愈病苛，乃其根本。其他议论，皆非医理。余所治之病，以世上难治之天行病为始，或陈痼坏证之梅毒，或痈疽、恶疮、劳瘵、积聚之类，凡百余种，属于气血壅滞之表证者，审证与桂枝汤，无不获效，且日新其用，此岂非桂枝汤之功欤？

大凡仲景之方，若能得其制方要意，则能于百病中变通妙用。唯恐初学之士，因其方简而不加思辨，故敢妄作此言，以陈其说。

夫人身之阳气，乃天一真元之气，聚于体内，则为人之动气。此气腐熟饮食，犹如酿酒，腐熟于胃腑，又运精微，布于周身，其糟粕自大便而下，其水液自小便而出。故人体精血、津液，皆为水谷之精华，又全在于阳气主宰。躯体为阴，取象于地，凡有形之精血、津液、饮食皆属于阴，以静为常。然若无阳气之推动，则滞而不行。存于血中之气为阳气，静以待命，与精俱动，故曰精食气。

津液化生于胃中水谷精微，得阳气之助，方能布达肢体，滋润肌肤，故阳气衰，则血液燥，肌肤失濡而枯燥。是故人生之后，以饮食为养，若欲维持天阳之气，养生之道，亦以调节饮食为本。犹水可浮舟，亦可覆舟，饮食虽可保命，亦可折寿，此亦名为水谷之毒。

耗气则亡。孟子《养生论》云：义道不合谓之饥。道义相悖，动心耗气，以其暴饮、恣欲，则气机壅遏，外则荣卫失和，不达四肢，不充肌肤，致生疾病。能合于道者，则能达于四肢，能充于肌肤，且浩然立于天地之间，此全归于一气耳。此气充于人体，常行温煦而不失合和，故肌肤、筋骨强健，虚邪贼风无犯，故不病也。

然人有禀赋强弱之异，若初受之父母胎毒而生者，不免于病，况若失于养生之道，必发病。

并非气即为病，若气不充于人体，风雨暑湿之邪，每可乘虚干犯，或生火动水，阴阳失和，偏盛偏衰，发为寒热病证，将此谓之外因。或虽无外邪入客，然因气行郁滞，血因之不流，饮食积滞，糟粕不通，水饮不下，而发疾病者，称为内因。

内外病因虽异，而致病不外阴阳、寒热二端，其证亦为阴阳二途。但因发病部位之异，故当审辨。若是阳亢火盛，如夏日将至，暑气渐甚，津液渐耗，则胃津渐竭，大便不通而成燥屎，饮食不纳；终则周身发热，精液消亡，薪尽而火灭，则阴阳离绝。若因阳郁火衰者，如冬日将临，阴霾渐盛，一身冷栗，肃气横行，水滞不流，腹满，吐利，不欲饮食，终至阳气衰弱而不施。要之，病虽分阴阳，而死生在于一气。

今之古医家，不论阴阳，实为无稽之谈。况素问家专以阴阳五行与五脏、五色、五味相配，且多为虚言，不足取信。

证乃征也，有其内必形诸外，据其证而治之，不可臆断。扁鹊曰："病之应，见于外。"仲景亦云："随证治之。"故不拘因之内外，随证遣方，乃古之医述也。后人不解此意，每于临证，专以病因论治，譬犹见火而不救，先议火之源。若见失火，当先带鸢啄、梯子、水盆、喷水诸器，以救火为急，若先议其火源，其惑甚也。然救火、议源、申告火戒，其理则一。病因亦不可不知，唯恐舍证论因，主观臆断，若此，差之毫厘，失之千里。故须慎于辨证，然亦非仅仅辨证而已。

扁鹊曰："闻病之阳，论得其阴。闻病之阴，论得其阳。"闻者，乃病之外应也。论而所得者，为病因、病毒之位。阴阳，犹言内外。所言者，闻病之外证，而论得其内；闻病之内状，而论得其外证。内外总归于一。

仲景详分三阴三阳，明辨中风、伤寒。三阴三阳由内而发，当有部位之分。中风伤寒从外而来，更有轻重之别。又，若论中所言，发汗、吐、下后，乃辨其病因之由，其治法皆当随证治之。此乃不仅论其见证也。另，如救焚、救溺，无器具而不克；疗大病、疴毒，仅凭单药亦难取效，故合数品于一方。

然凡物各有所主，水以救火，土以防水，他皆佐之。治病亦然，各有其所主之药，以此为君，他药皆以为佐用。古方药味精少，君佐分明。后世之方，则药味繁多，主次不别。

今夫桂枝汤方，以冠群方之首，用于百病初始之风证，属解肌救表主剂，而以桂枝为君。桂枝，气味芳香，行正气、津液于肌表。正气行表，津液润肤，荣卫和谐，邪气自散，瘀水自降，冲气得平，其病自愈。若正气郁阻，血脉瘀滞，筋脉挛急，胃肠壅滞，于是则见拘挛、疼痛、干呕等证。单以桂枝则无力解除上证，故医以芍药和解血脉，佐姜、枣以散胸膈、胃肠水饮，甘草为使，调和诸药，以缓内外之急。合而用之，则强健肠胃，宣通正气。芍药能缓血脉之拘挛，甘草能缓诸药之急迫，二药相伍，为芍药甘草汤，以治脚胫挛急。大枣治胸膈停饮、挛急之证，故十枣汤、甘麦大枣汤、葶苈大枣汤之类，以疗悬饮、挛急、哮喘等证。生姜，味辛，散胃肠水饮，健胃进食。生姜虽能治呕，而古方用之非专治呕，如新加汤中倍用生姜，并无呕吐之证，然实有止呕、开胃、散饮之功。据《礼记·檀弓》所云，曾子曰：有病子丧，饮酒食肉，当以草木滋之。草木，乃桂、姜也。所言居衰有病，乃气血之衰，虽以酒肉养生，然酒肉滞气之虞，必以草木行之，更以活动肢体，以助饮食之化。所谓草木者，曾子以为桂枝、生姜之属也。滋，谓之增，使正气津液滋行于外。生姜开胃行滞助食，桂枝以助正气，合用则精气达于肌表，故古人以桂、姜养生。孔子借姜增食，非纯嗜好，是为助化耳。古方伍生姜，亦属此意。

《伤寒论》曰："太阳中风，阳浮而阴弱，阳浮者热自发，阴弱者汗自出，啬啬恶寒，淅淅恶风，翕翕发热，鼻鸣干呕者，桂枝汤主之。"

①太阳，以阳气拒邪于表而名之。太者，盛大也。育其阳气之盛，且敷布于体表也。中风，为风所中。风由外来，以动其物，邪气在表，治当发散，故取名为"中风"。太阳主表，中风言其病名。

②阳浮而阴弱，乃言其脉。大凡《伤寒论》所言之脉，无不言其轻重、阴阳之疑似。阳者，外也；阴者，内也。浮于外而弱于内，故曰阳浮而阴弱。此类病证，虽剧烦，然其病位尚浅，邪气尚未入里，病势偏外，故阳浮而阴弱。"而"字，接"阳浮"二字之后，故浮于外而弱于内。

③"阳浮者，热自发。阴弱者，汗自出"二句，据前之脉状而判断之词。或以为掺入之注文，然仍以原文解之无妨，当属斜插文法或插入文法。所言脉浮于外者，热自发于外。自者，不借药力之助。重按脉弱者，乃汗自出之候。其置于"自"字之下，以示不借汗剂而汗自出，显见此脉并非邪气盛实、有力紧缩之脉，故名中风。今汗出，故不用麻黄剂，而以桂枝汤治之。

④"啬啬恶寒，淅淅恶风，翕翕发热"。啬啬者，收敛之意。恶寒者，畏寒也。身有冷感，敛缩畏寒。淅淅者，若以冷水洒身之貌。恶风者，当风则恶，无风则若以水洒身，不禁其寒。翕者，合也，收引、闭藏之意。若似蒸腾发热之貌。此病因属外感，虽见剧证，仍为在表之候。

⑤"鼻鸣干呕者，桂枝汤主之"。鼻鸣干呕，属气上冲逆之证。因邪气袭虚，荣卫不谐，腠理不固，外邪入犯，故以桂枝汤治之。然因表无瘀水，里无伏热，但见阳浮阴弱，故无需假药力以发散，邪气自可外出。用桂枝汤，使正气得助，肌表得和，血行调畅，邪气自散。

桂枝汤固非发汗之剂，故作大剂，分温三服，后服小促其间，复啜热稀粥，温复衣被，故能汗出邪却，此乃和解之意，非发散之法也。

《伤寒论》曰："太阳病，头痛、发热、汗出、恶风者，桂枝汤主之。"

此乃太阳自身之证，非为邪气所干，故曰太阳病。此文但言恶风，不言其恶寒，亦无啬啬、淅淅、翕翕之象。但因发热、汗出诸证纷呈，故不言脉状。此乃桂枝汤之正证，治当助阳气、和血脉，其病自愈。

《伤寒论》云："太阳病，下之后，其气上冲者，可与桂枝汤，方用前法。若不上冲者，不可与之。"

太阳病，其位在表，治当发汗和表，而下之后，表证虽解，然因下之而其气上冲者，此乃肌表气虚之故也。凡气上冲者，正气不充于表，反上冲于腹中，故助正气充表，则冲气自收。察其证，虽有内外之异，但用桂枝汤和解肌表之理则同。所言"下之后""其气上冲""不上冲者，不当与之"等，唯太阳病解后，但其气上冲者，方可用桂枝汤。凡《伤寒论》中言汗吐下后者，均属借设之词，以示病情原委，不可为之拘泥，尤应关注其病证转归。

又云："桂枝本为解肌，若其人脉浮紧，汗不出者，不可与也。"

前言本方用于中风、气上冲诸证，本条则辨桂枝汤之主证，以令无误。解肌，乃和解肌表之意，与发表迥异，即敷布正气、调和血脉，谓之解肌。紧者，乃有力之脉，按之如循刀刃，紧如转索。此乃瘀水在表，寒邪闭郁化热，故脉来有力，是属以麻黄而发其汗之脉。汗不出，即如桂枝汤方后注云，啜粥、温覆，汗仍不出者。

又曰："伤寒，医下之，续得下利清谷不止，身疼痛者，急当救里。后身疼痛，清便自调者，急当救表。救里宜四逆汤，救表宜桂枝汤。"

伤寒者，伤于寒也。寒为杀厉之气，肃杀万物，邪自外至，不易解除，故名为伤寒，若治不得法，则有丧命之虞，故以"寒"名之，并非冬日伤于寒也。此所谓伤寒，若误以实热而下之，胃阳以衰，自得下利，食谷不化，故下利清谷。不止，是谓泻下之药力虽尽，而利仍不止。身疼痛者，表里同病也，治当先救其里，待清便自调，尔后急当救表。身痛一症，非为邪致，乃因下利而正气虚衰，血脉失和。是故以桂枝汤助阳，敷布正气，和解血脉，此皆为变通活用，权宜之计。要之，四逆汤乃救里寒急迫、胃阳伤亡之证，方中以甘草为君，以缓其急；合姜、附以祛下焦之寒，而复其将亡之阳，故有"急救"之词。桂枝汤救表，亦在扶助正气，救助阳气。

前述数条，为重要之文，故尔列出，略释其意，以示后学。

由是究之，人之阳气不运，血脉则不流，因之气逼于内，升而不降，上实下虚，四肢乏力，肌肤不固，六气易感（风、寒、暑、湿、燥、火，谓之六气），诸般表证，于是可见。

《内经》云："阳气者，并精于上。并于上，则上明下虚。"又云："阳者，卫外而为固也。"

《左传》载："医和曰：风淫末疾。"杜预注："末疾者，四肢之病也。"

愚案：人身以腹为本，以四肢为末，以肌肤为表，以胸腹为里。表易虚而末难达。

动万物者，风也。以其善于乘虚，故发于四肢肌肤之病，多以风名之。《内经》曰风为百病之始，此之谓也。是以所谓治风，在于健运阳气。非独六气易感，乃因阳气不运，而津液不滋，腠理荣卫为之干枯。譬犹冬日诸物枯燥，乃阳气不发，而不能滋润者也。若夫轻者为血痹，重者为虚劳。并且，阳气不运，血滞不流，虽生痈疽，然溃脓不速，但因内消而隐伏于肢体，遂成废疾。另如疠病、梅毒之类，亦为气血涩滞所致。

诸病若不为其名惑，详于审证，当治以桂枝汤者，过其半也。然因病情多变，必明其加减之机。又以病之浅深，以择剂之大小、进退之法度。此非纸上谈兵，学者当奋力明辨。

附：

世上以梅毒为多，古人未晓，今无论城乡，不罹此者鲜矣。观其治法虽多，大率以泻肝之剂为主，尤以大剂投与土茯苓，此乃俗医之通弊。其中鄙舍之人，常以梨藿为食，身体多动，故自得养生之道，阳气不得壅塞，胃气不衰，虽过服泻肝、燥湿之剂，受害者不多。然乡间商贾，滋食厚味，且四肢少动，多劳心目，故气机郁结，胃气先衰，表虚肌燥。若误投泻肝、燥湿之剂，阳气益衰，肌肤益燥，其毒不得外发，攻脑迫髓，痛不可耐，遂发废瘤，或促其短命。更有穿天庭，折鼻梁，烂咽喉，若如此者，鲜能活命。

芩、连、龙胆乃泻实火之剂，土茯苓为燥湿之品。湿为水之气。世俗称梅毒为湿生，或因肝经湿热而致。不审病证，表阳虚衰，血枯肤燥，而误投燥湿、泻火之剂，使阳气益虚。然泻肝、燥湿之剂并非绝然不与，只当择情用之，若适其证候，当用土茯苓者，量虽不大，亦足奏效。世俗只畏轻粉、矾石之类，不晓克伐肠胃之害，曷不悲哉！

余为救误，以桂枝汤、黄芪桂枝汤，收起废回生之功，更仆难数，岂俱梅毒哉？万病俱当分别，读者思诸。

桂枝汤方

桂枝　生姜　大枣　芍药（各九分）　甘草（六分）

上以水一钱四分，煮取六分，顿服。

附方二首：

桂枝加樱皮汤

于本方内加一贴樱皮。

樱皮（兰名，即用本国樱树皮，去外皮而用之），主治劳证及痈疽、恶疮等各种气血壅滞之证。

桂枝加朴樕汤

于本方内加朴樕皮。

朴樕皮（兰名，栎之皮，取其到用），主治一切疮肿在气分之证。

有论云：疮肿色白，不痛不痒，虽流黄水或脓者，其变不速。按之热者，为气分。粉剂、下剂并用而无效者，毒邪内陷，隐伏难治者，当用此方。若属血分，阳肿者，当有热痛，且易成脓，用大黄牡丹汤之类。

愚谓：此为气分证，当用黄芪桂枝汤，或据证选用薏苡附子败酱散。

二、桂枝汤证头项强痛图解（附三方及项背强急异同辨）

如图 14 所示，项部以上痛甚者，为桂枝汤证。桂枝汤证见头项强痛，为气上冲所致。凡病在表者，若气上冲即见头项强痛之证，故名为太阳，以其因表证所致而然。

《伤寒论》曰："太阳病，脉浮，头项强痛而恶寒。"

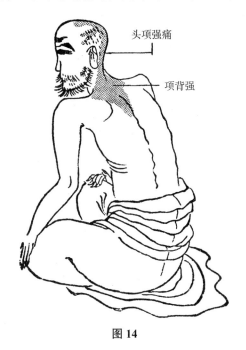

图 14

此言太阳病之脉证，非举桂枝汤证。头项强痛，乃头痛、项强之谓也。引而深之，则为桂枝汤证，如下所云"服桂枝汤，仍头项强痛"即此之谓也。

又，瓜蒂散证云："病如桂枝证，但头不痛，项不强，胸中痞硬，气上冲咽喉，此为胸中有寒也，当吐之。"

病如桂枝汤而气逆冲咽喉。若桂枝汤证气上冲者，必兼头项强痛，此其应也。今头不痛，项不强，但见胸中痞硬，气逆上冲，不在心下而在咽喉，故非桂枝汤证，乃寒邪水毒塞于胸中，故治当吐之。此论与桂枝汤证互为启迪，头项强痛乃血凝于上而致。

《伤寒论》曰："太阳病，初服桂枝汤，反烦不解者，先刺风池、风府，却与桂枝汤则愈。"

烦，乃烦闷之意，心中烦闷，不能静处。此烦乃头项强痛而烦，药力与病邪相干所致，故先刺其烦，泻其毒，却如前法与桂枝汤则愈。

案：所谓刺者，去其血也。遇此证，刺而去血，屡获卓效。

若强甚者，从项至背，难以转顾，此乃项背强几几之谓也。

桂枝加葛根汤

即于本方内加葛根（桂枝加葛根）。若此证无汗者，更加麻黄，为葛根汤。均以葛根为君，二者方意颇殊。

几几者，项背强，不得舒展也，以其强之甚故也。

案：葛根汤，为桂枝加葛根汤加麻黄而成，依例当称桂枝加葛根麻黄汤，称葛根汤者，乃据其病态，方中以葛根为主之故。

所异者，仅无汗一证。然无汗又非素日无汗，是故桂枝加葛根汤证言"反汗出"而用"反"字。故以葛根汤为正方，以其本无汗，今反汗出，示桂枝汤加味之意。古人诊病审证之精，于斯可见。究其因，汗乃水谷之精气所化，故生于阴而出于阳，因热而发越，外泄于腠理。是故表证之汗出不甚，所谓尺肤滑而淖泽是也。葛根汤证之无汗，乃因瘀水在表，腠理闭寒，汗无门户之故。

麻黄有开腠发汗之功，故能发瘀水从汗而解，故有论云："太阳与阳明合病，必自下利，葛根汤主之。"所谓合病，为两证并见。太阳位在表，不当有腹中之变；今项背强、无汗、恶风，又兼下利，此下利非为太阳之变，乃阳明之证也，故曰必下利。然阳明病正证，为胃家实、大便硬或不通者，何以反自下利乎？此证更非胃阳虚停水，而因邪热、瘀水在表，内迫于里，故下利。然不拘下利，仍以表为主，故用麻黄逐瘀水、邪气从汗作解，其利自止，故用葛根汤。此下利因热势所致，故称太阳阳明合病。

又曰："太阳阳明合病，不下利，但呕者，葛根汤主之。"

此条谓合病，虽同于前，然当利不利，而反上逆作呕，故称但呕。若呕利并作者，则非皆为表水所致。此证较前之下利益甚，乃热势迫里，故为太阳阳明合病。此乃葛根汤一方多因之机转。

近代古方盛行，复不审其证，若有风寒感冒者，辄作葛根汤治之，常令致误。余考前人之用方，大抵以黄芪桂枝汤为逐水之用，故使卫阳之气益虚，邪气不除，坏证接踵。

《金匮要略》云："太阳病，无汗而小便反少，气上冲胸，口噤不得语，欲作刚痉，葛根汤主之。"

此亦无汗，小便反少，以其水湿内停，欲发痉病。痉者，反张之病也。每于产后或刀伤害疮等，风入水入，发为此病，故为表水所致。由此推而广之，此方亦用于疥癣内迫而发水肿之类有效。

葛根黄芩黄连汤

《伤寒论》曰："太阳病，桂枝证，医反下之，利遂不止，脉促者，表未解也，喘而汗出者，葛根黄芩黄连汤主之。"

此证因于误治，邪陷而致下利，泻其热，喘利自止，故用芩、连以泻胸中之邪热。脉促者，来数，时一止。其促者虽缘误治，犹有数象，表未解也。其喘而汗出者，内攻之热因下而气逆相合而发，故曰喘而汗出。其间插入"而"字，以示以喘为主。若泻胸中之热，表和，喘愈，汗止。其表和，汗亦随之而解。然而因表尚未解，故以解表为主。《本草别录》云："葛根，解肌发表，汗出腠理开。"另，《外台》云："葛根，以单味治表证，若与某药合用，亦治表证，故能解项背之强。"此方用甘草者，兼缓内外之急。

若见项背强，胸中烦悸而热者，则无问其下利、喘而汗出证之有无，皆可用此方。故凡酒客、火证、热疮、烫火伤、小儿丹毒等，亦可用此方。

或云：脉结促者，无问有无下利，用此方有效。

又云：此方腹证，在右不容穴处，可触及结聚之征。

葛根黄芩黄连汤方

葛根（半斤） 甘草（二两，炙） 黄芩（二两） 黄连（三两）

上四味，以水八升，先煮葛根，减二升，内诸药，煮取二升，去滓，分温再服。

附：项背强急异同辨，并方一首。

或曰：风府之行强者，桂枝汤。风池之行强者，葛根汤。耳后之行强者，麻黄汤。耳后与风池之间强者，柴胡汤。项背悉强者，大青龙汤。

案：如此细分，何其透彻耳。

凡表阳虚衰者，多上实下虚，头项、肩背强急，必致血脉凝结；或有瘀水上行，头重、项背强。唯当详审其脉证，或以葛根汤，或以桂枝汤及加减诸方，当酌情选用，而单以项背强者不当定其证。

桂枝、麻黄、黄芪之别，当依肌肤之诊与脉诊，查阴气之强弱，见于《口诀》中。

麻黄汤、大青龙汤及桂枝汤、葛根汤，其方意殊异，以其芍药之有无，则有专发汗和兼和解血分之异同。柴胡汤无项背强。所谓项背强、胁下满者，即应于胁下满也，故缺盆行至耳后处发强。或曰：胁下、不容之位拘紧而不舒，按之硬，是为肩凝，或眼目生疾，或头痛。若胸下挛急水鸣者，属痰饮。诸方之异，不可不辨。

所谓结胸者，项亦强，当以胸硬胀满而别之。若肌肤干燥，项背凝结，皮出小疹者，当用黄芪桂枝汤，不当误用葛根汤。若不解者，以艾灸助之，或以针刺泻其实血。

案：吴茱萸汤，可用于冷逆而项背强者。

姜黄汤

治诸头项强痛，痛引肩背者。此方对肩背强急者亦有效。若用葛根汤，仅去一时之苦。

防风　独活（或以羌活代之）（各五分）　桂枝　芍药　樱皮　姜黄（各三分）　甘草（一分）

上七味，以水一盏半，煮取六分。

三、桂枝汤证气上冲腹拘急图解

如图15所示，脐上中脘处，动气所发，按之浮而筑筑动者，乃桂枝汤之腹证也。气上冲，亦动气筑之谓也。上冲心，此动气上腾而迫于心；而气上冲不谓心，此动在腹中，上冲无至心胸，故有轻重之别。其腹皮稍膨胀有张力，即挛急之微也。正按之，不硬不实，亦不应予腹底。其动亦不甚有力，即阳浮而阴弱之谓。

凡诊腹证，人皆有此动气，阴病、阳病相同，别之当参察其外证，不可单凭动气。

诊腹证者，当先据此图，以定桂枝汤之正腹证。间有大同小异者，适时斟酌，切莫按图索骥。腹拘急时痛者，加芍药汤；大实痛者，加大黄汤；拘紧甚而急痛者，用小建中汤；心下痞硬拘挛者，加芍药生姜人参汤；渴而口干者，加栝楼根汤。若腹反不拘挛，按之松软，胸满心烦者，去芍药汤；若心下满，小便不利，去桂加苓术汤（《医宗金鉴》作"去芍药"）等。另，俱就本方，审其加减之急，或阴或阳，明其变化，则无失矣。

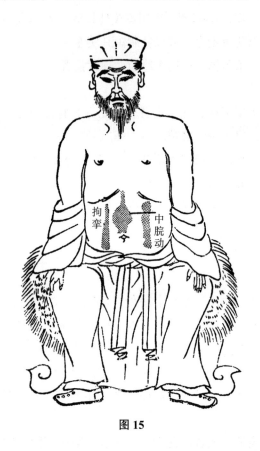

图 15

案： 气上冲者，虽有瓜蒂散证、吴茱萸汤证，或少阴病四逆、真武、理中汤证，均当有动气之变。

所谓心下悸、目眩、烦躁等，亦多关乎动气，然必审其阴阳，诊得其要，学者思诸。

四、桂枝甘草汤证图解（附一方）

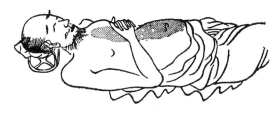

发汗过多　冲气斯暴　频服和剂　胸腹如扫　表证冲逆　候在胸腹

图 16

如图 16 所示，从脐上至心胸，动悸强，扑扑跳动不安者，乃气上冲逆，急迫之剧证也。

《伤寒论》曰："发汗过多，其人叉手自冒心，心下悸，欲得按者，桂枝甘草汤主之。"

叉者，两手交叉也。此证因发汗过多，津液亡失，正气不得敷布，内虚冲逆迫急所致。冲逆者，迫于心胸而不安，故病人叉手自冒其心。欲得按者，其心下仍突突而更欲求得他人之按。此证从脐至心胸，皆有欲动而不安之感。此乃因冲逆急迫，故以桂枝和解肌表，甘草缓急，心腹之悸自愈。顿服，取速效，但方后注云："以水三升，煮取一升，顿服。"

凡古人作煎剂，皆以病之轻重，择其剂之大小，及顿服和分服之法。其分服法，以示小剂而图缓效。本方大剂且顿服，以示病重且图速效。

案：心下悸者，乃水气凌心。此证非水气逆迫，但与桂枝去芍药汤相较，而此证偏于急迫，故不曰气冲，而曰心下悸。不仅心下悸，心中亦悸，故自冒其心，是以单方大剂而顿服，以图急救。

桂枝甘草汤

桂枝（四两） 甘草（二两，炙）

上二味，以水三升，煮取一升，去滓，顿服。

附：

桂枝甘草龙骨牡蛎汤

桂枝（一两） 甘草（二两） 牡蛎（二两熬） 龙骨（二两）。

上为末，以水五升，煮取二升半，去滓，温服八合，日三服。

若是桂枝汤证，冲逆急迫之状不剧，反胸腹间动气跳动而烦者，乃桂枝甘草龙骨牡蛎汤之证。与前救逆汤相较，大同小异，此方逊于祛痰逐水。

《伤寒论》曰："火逆，下之，因烧针而烦躁者，桂枝甘草龙骨牡蛎汤主之。"

案：此证可见三逆二因：火逆、下之、烧针，凡三逆；下之和因烧针，凡二因。烦躁，乃承上述二因，当为分头句法。《伤寒论》曰："脉浮者，当以汗解，以火灸之，邪无从出，因火而盛，病从腰以下必重而痹，名曰火逆。"火逆犹当和表，反下之，故发烦躁；烧针亦非发汗正法，故亦发烦躁。此二因并致一烦，以桂、甘和表缓急，龙、牡镇惊止动，其烦自愈。

案：桂枝甘草汤、救逆汤、桂枝加龙骨牡蛎汤三方，烧针、灸逆，随证用之。又治诸惊。

五、芍药甘草汤证图解（附一方）

如图 17 所示，腹壁二行肌肉，内外上下拘急，按之硬，或脚胫或手臂挛急而难伸者，或手足虽无疾患，而腹壁挛急且痛者，虽与小建中汤、桂枝加芍药汤腹证相似，然彼以桂枝为主，属气上冲之证，已如前述，此则仅治筋脉之挛急。

《伤寒论》曰："脚挛急者，芍药甘草汤与之，其脚即伸。"若以它治则不及也。若此腹证，恶寒或骨节疼痛者，加附子，为芍药甘草附子汤证。

《伤寒论》曰："发汗，病不解，反恶寒者，虚故也，芍药甘草附子汤主之。"

表证恶寒，若发汗则解，今发汗后而反恶寒者，病不解也。所谓"虚故也"，言其恶寒非为邪实，乃精气之虚故也。凡发汗、吐、下后，脉微、恶寒者，虚故也（病解者，消息则阴阳自和，

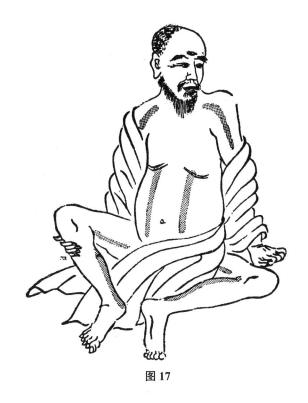

图17

恶寒随之而愈），故曰病不解。然因虚而恶寒，所谓虚寒，非附子则不愈。此恶寒之外，其他虚寒之证，均无内外变化。且此恶寒得于发汗之后，若发汗则亡津液，而血脉不和，以芍药甘草汤和之，另加附子除其恶寒。其发汗后，身疼、脉沉迟者，桂枝加芍药生姜人参汤之证。

或曰：疝气凝结于腹脐，按之引腰腿或引股内作痛，当随证用附子粳米汤、真武汤、苓姜术甘汤之类，或芍药甘草汤加附子均有效。

又曰：芍药甘草汤，腹气迫近鸠尾者，虽不引至胁下及腹底，而见拘挛之象，然于脐旁之肌高出皮上者，为芍药甘草汤腹证。

芍药甘草汤

芍药　甘草（各一钱八分）

上以水一钱二分，煮取六分，顿服。

六、桂枝加芍药汤证图解（附二方）

较前图桂枝汤之腹状尤甚，左指探按肌挛急者。此证虽言腹满，但非实满，但腹皮挛急而胀满也，是故，正按之则不应于腹底。

《伤寒论》曰："本太阳病，医反下之，因而腹满时痛者，属太阴也，桂枝加芍药汤主之。"

太阴病，因其内有寒水潴留，而腹满、吐水、食不下、自利益甚、时腹自痛，此为阳虚阴盛之候。以其呕利、腹痛甚，故谓之太阴。此证本于太阳，治当发汗和解，今反下之，则津液亡、阴精虚、气血耗，故筋脉挛急、腹胀满而时痛也。且其病位不在太阳，而属太阴也。属者，以此例彼，并非正证，虽将其属之太阴，然阳证固为阳，以其并未转阴，故治方仍本太阳。其因桂枝汤中本有芍药，以解血分不和。今因下之，血分不和，其势颇甚，故增芍药，以此推知本方加芍药之腹证。

附：

桂枝加大黄汤

又曰："若大实痛者，加大黄汤主之。"

因其实，故加大黄；又因肠胃有停滞，故言当下之。是以腹证，亦当从心下至脐上按之应底。此实而痛甚者，非仅血分、筋脉之病，以其痛甚，更加大黄下其实。然据前桂枝加芍药汤之腹证，更可知其非仅实证，故应知此实痛之意。

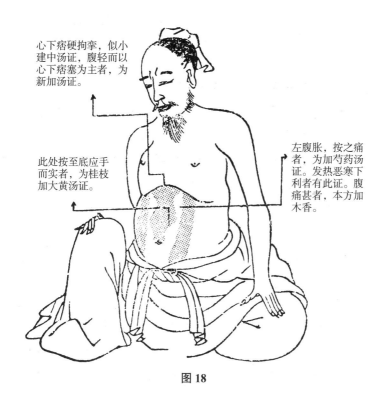

心下痞硬拘挛，似小建中汤证，腹轻而以心下痞塞为主者，为新加汤证。

此处按至底应手而实者，为桂枝加大黄汤证。

左腹胀，按之痛者，为加芍药汤证。发热恶寒下利者有此证。腹痛甚者，本方加木香。

图 18

加芍药生姜人参汤

《伤寒论》曰："发汗后，身疼痛，脉沉迟者，桂枝加芍药生姜各一两，人参三两新加汤主之。"

此证乃因汗后津伤，而致筋脉挛急，见此痛者，当加芍药。表证本当脉浮，仅见其沉迟，以其心下胃口闭塞之故也，是以加生姜、人参开痞塞。以此推之，桂枝加芍药汤之腹状，必有心下痞硬、身疼痛、脉沉迟之证，故用此方。

案： 方中用生姜，以散胃中停水，并非仅以其呕而增之。

桂枝加芍药汤方

桂枝（去皮，三两） 芍药（六两） 甘草（炙，二两） 大枣（擘，十二枚） 生姜（切，三两）

上五味，以水七升，煮取三升，去渣，温分三服。

桂枝加大黄汤

桂枝（去皮，三两） 大黄（二两） 芍药（六两） 生姜（切，三两） 甘草（炙，二两） 大枣（擘，十二枚）

上六味，以水七升，煮取三升，去渣，温服一升，日三服。

桂枝加芍药生姜各一两人参三两新加汤方

桂枝（去皮，三两） 芍药（四两） 生姜（四两）甘草（炙，二两） 人参（三两） 大枣（擘，十二枚）

上六味，以水一斗二升，煮取三升，去渣，温服一升。

七、桂枝加附子汤证图解（附疮家骨节疼痛证图解）

如图 19 所示，假令肢体因毒而痛，触之痛甚，或动摇疼痛难忍，或号疝气，或疼而上塞于心下者，用此方皆效。

恶寒发热，头痛，烦躁，心下有结聚、有冷气、时时鸣动者，桂枝加附子汤之正证也。心痛久不止，心下痞硬、毒客心脾，上冲攻心而痛，及寒疝、心腹疼痛、手足逆冷而身拘挛者，此方有效。但当以腹底有冷气为眼目而用之。

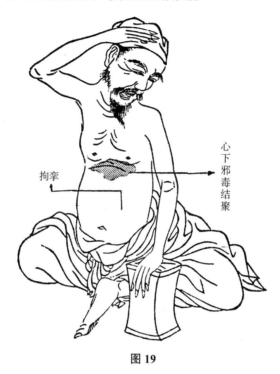

拘挛

心下邪毒结聚

图19

心腹痞满、疼痛，不能饮食，日吐水数次，倦怠急，先审其正证，用茯苓汤，或桂枝苓术汤，或小半夏加茯苓汤，或桂枝人参汤，或半夏泻心汤、茯苓饮等。吐止，桂枝加附子汤主之。若时时五心烦热，神情抑郁，羸瘦倦怠，或心下有块，按之则有冷气鸣动者，先与大黄附子汤攻下毒邪，后用桂枝加附子汤。

桂枝加附子汤方

桂枝　芍药　附子　大枣（各七分半）　生姜　甘草（各五分）

上六味，以水一盏八分，煮取六分。

附：疮家骨节疼痛证图解

如图 20 所示，身体羸瘦，不能行步，手足疼痛，发作则难忍，其腹证亦如图示，邪毒结聚于心下，按之则痛，觉腹中暗然有冷气时时上冲，头痛，往来寒热，或恶风寒，此乃桂枝加附子汤之正证。

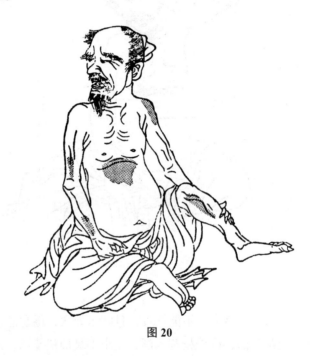

图 20

每晚兼服芎归散二钱，四五日后，每晚用七宝丸六分，又三日后，如前仍兼用芎黄散。如此二三度，或五六七度后，应据其邪之深浅而攻之。邪浅者，一二度即愈；邪深者，六七度而愈，皆应随证而论。

传曰：有恶浮肿者，用矾黄丸；羸瘦而骨节疼痛者，可用七宝丸。若疮毒家，或从二三分至四五分。大下后，停其兼用之药，而桂枝加附子汤，二三日后，又兼用梅肉丸。如此一二次，或六七次，同前随证之深浅而论。

大凡用轻粉剂者，先用四五日下剂，待其下利后而用之。否则，轻粉之毒，滞烂口咽，致后日不能食。余数用此剂而获效，以恐遗后患于病家，故有此经验。

七宝丸方

牛膝　轻粉（各四钱）　土茯苓（三钱）　大黄（三钱五分）丁香（一钱）

上五味为末，拌糊作丸。

矾黄丸方

枯矾（十五钱）　大黄（十钱）　轻粉（五钱）

上三味研末，拌糊为丸。

上方治无名恶浮肿、骨节疼痛，及疥癣、白癜风、一切恶疮，皆用之有效。余数年用之，所治验案，不胜枚举。

梅肉丸方

梅肉（盐梅，带核，炒黑）　山栀子（炒黑，各三钱）　巴豆（去皮一钱）　轻粉（八分）

上四味研末，拌糊为丸，用一二分至四五分。小儿头疮或发无名恶疮者，从婴儿至五六岁者，用一二厘至四五厘。毒深者，用至一分或一分五厘。妇人乳岩、乳肿，用之皆大效验。

八、桂枝去芍药汤证图解（附三方及胸满诸证辨）

如图 21 所示，胸满，自心以下无力，按之亦无痞硬、拘急者，为桂枝去芍药汤之腹证。

《伤寒论》曰："太阳病，下之后，脉促、胸满者，桂枝去芍药汤主之。"

脉来数，时一止者，谓之促。（案：脉促者，胸中有邪之证。）太阳病下之，表解而脉促、胸满者，此非邪气之实，乃因下后其气上冲而迫于胸中。上冲而满，筋脉不挛急者，治之当敷布正气，缓其冲逆，则胸满自去，是以去芍药以专桂枝之力，此即组方之意也。是故胸满者，以其非实邪所致，故从心下下行至腹，无力而肌肉松弛，且胸部胀满，而觉上下不续。此乃去芍药汤证胸满辨证之肯綮。

或问曰：太阳病，下之后，其气上冲者，可与桂枝汤。此证其由来与之相同，不言气上冲而言胸满，然吾子皆言下后气上冲逆所致，其间似乎无异，何如？

答曰：其气上冲，若剧者，必言上冲之位，或冲心，或冲

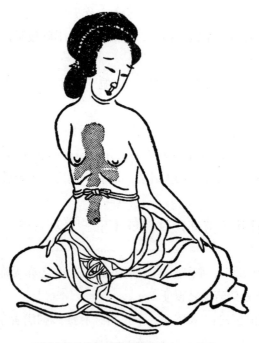

下后表虚　郁气凝碍　胸满腹减　去芍堪裁

图 21

胸，或冲咽喉。此条但言上冲，其冲未至心胸，尚在腹中，此乃冲逆之势不剧，而见肌表不和，故不去芍药，使气血和谐则愈。若夫胸满者，其气直迫于胸，郁而不散，故不觉其上冲。譬如炊烟升腾，上绕屋梁，洞户启窗，炊烟徐徐而散。然胸满既非里证，亦非表闭，但因冲逆之气所致，不见喘、心烦、呕逆、胁痛等证，反见脉促、冲逆、郁闷之候，故其治犹如开窗启户，以散郁闭之烟。桂枝芳香，专走肌表，无需以芍药和其筋脉，此二证之因同治异之故也。

此方不问其脉促与否，见胸满而痛、腹中无力者，用之则效。因考《外台》治卒心痛之方，用桂心八两，水四升，煮取一升半，分二次服。与此方之意颇为吻合，亦属气逆而致心痛。与桂枝枳实生姜汤证，有疑似之处，然彼有痞满、心痛、悬饮下降之意，故以枳实为君；生姜、桂枝互伍，以解悬饮、消痞、降逆，其痛乃去。是以胸中痞满，而腹中未觉特别无力，反于心下有胀闷之感。

曾治一男子，膈内拒痛难忍，休作有时，数日不差。一医诊为有物停滞，而投以备急丸，其痛益甚。余诊之，胸中有痞满、冲逆之状，与桂枝枳实生姜汤一服，其痛若失。

桂枝枳实生姜汤

《金匮要略》曰："心中痞，诸逆，心悬痛，桂枝枳实生姜汤主之。"

心下不痞而心中痞，此病非迫于胃，但为心中悬痛。悬者，水饮也。逆者，痞者，乃其气也。故以枳实消痞，以桂枝降逆，以生姜散饮，宜乎用下剂而不愈也。

桂枝去芍药加皂荚汤

若桂枝去芍药汤之腹状，且腹满、腹中无力、吐浊唾涎者，为桂枝去芍药加皂荚汤之证也。

证曰：治肺痿，吐涎沫。

此乃《千金》之文，故其证不详，肺痿不止吐涎沫一证。考其旁例，皂荚丸证曰："咳逆上气，时时唾浊，但坐而不得眠。"此乃皂荚、大枣主之。然则，此方证胸满唾浊、吐涎沫，当有咳逆上气等证。因而用治小儿滞颐、流涎、口腔糜烂者，亦有其效。大人痰核，若吐浊、吐唾黏痰，或痛风者，亦当用之。

桂枝去芍药加蜀漆龙骨牡蛎救逆汤

若为桂枝去芍药汤之腹状，又在上中脘处有动气剧跳，惊狂，起卧不安者，此乃桂枝去芍药加蜀漆龙骨牡蛎救逆汤之证。此方证未言火逆，有疟病动气者，用之有效。或曰：治疗宿痰聚于胸中，胸满而胸腹突突跳动者。

《伤寒论》曰："伤寒脉浮，医以火劫迫之，亡阳，必惊狂，卧起不安者，桂枝去芍药加蜀漆龙骨牡蛎救逆汤主之。"

劫，威胁，逼其物也。凡表邪轻者，初期不用汤药，而用烧针，迫劫其汗，此当时医者之术也。此病既名伤寒，固非轻证，然医者以火迫劫其汗，故见亡阳。亡者，丢失也。汗出，表阳随亡，冲气逆剧，胸腹之动气甚，必发惊狂之证。所谓起卧不安者，坐卧不宁之谓也，乃详解惊狂之状。此证因亡阳而致冲逆，因下而致胸满，虽有内外之别，其理则一，故加龙、牡以镇动气，加蜀漆以逐胸中之痰水，亦据其冲逆而逐迫胸中之痰气也。

附：胸满诸证辨

夫仲景之方证，多言胸满，而其医理各异，当细审之。

近时虽有据古方而言腹诊者，但多为疏略，尚欠深究精研，是以诊得胸满，辄以之为柴胡之证，不辨寒热、虚实，不审证之主次，不察病之表里，何言信仲景、执古方以诊腹证乎？

柴胡证胸满，乃"胸胁苦满"之略辞；苦满乃"心烦喜呕、胸胁疼痛"等证之略辞，不可不知。

麻黄汤证及吴茱萸汤证之胸满，非其主证，言"喘而胸满""呕而胸满"者，皆以喘呕为主之措辞。

茯苓饮证之胸满，虽谓气虚之满，尚有痰气存在。半夏厚朴汤之胸满，亦以痰气为主，故以咽中如有炙脔为征。

人参汤、橘皮枳实生姜汤证之胸满，亦伴随结气、痞满、冲逆、心痛诸证。

凡此诸方，皆有胸满之证。诸如风引汤证之胸满、短气，桂枝去芍药汤证之脉促、胸满，亦各有异趣，均详见于该方证篇下。其他虽未明言胸满，亦当触类旁通，当言者甚多。诸如寒逆胸满、热结胸满、饮停胸满、气痞胸满，或先天之胎毒，或气血两虚、上实下虚、胸硬腹弱之类，虽未言其胸满，其诊尤当详审胸部。

近日，余见乡下名医善用古方者，对气血虚衰、枯燥、瘦弱而胸腹满者，以大柴胡兼用承气丸而攻下，四五日忽成关格，饮食、药汁不得入胃而死。此证固属不治，然促其命期者，其咎安归？如此妄拘古方，岂不叹哉！

要之，除结胸及胸胁苦闷外，诸胸满证多因气逆。因气逆而发，则阳气虚衰。不谋助阳降气，徒欲消满，不唯无效，且不招殃祸者几稀矣，学者思诸。

腹中软而不拘急，胸气上冲，又觉腹中无力；有以下剂下之后，而觉气冲胸满、腹中无力者。若用本方，则腹中和而病愈。

大凡自利而见胸满气冲者，余数用此方获效。诸君据其腹证而用之，即知其效。假令桂枝汤证而有心痛者，为本方证，亦可兼用龙肝散。下利后，间有本方证，或小半夏加茯苓汤证，或桂枝加苓术汤证，或下利而心下痞硬、雷鸣者，亦有不雷鸣之半夏泻心汤证，其论在该条下。

桂枝去芍药汤方

桂枝　大枣　生姜（各九分）　甘草（六分）

上四味，以水一钱四分，煮取六分。

九、乌头桂枝汤证图解（附二方）

如图 22 所示，脐下腹肌紧如弓弦，其筋痛引睾丸或股内，或引上腹，痛如绞切，或绕脐成块者，此乃寒疝，皆为气血不和之乌头桂枝汤证。

《金匮要略》曰："寒疝，腹中痛，逆冷，手足不仁，若身疼

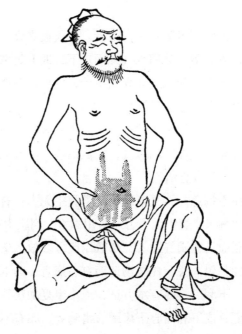

寒疝之发　逆冷绞痛　峻剂瞑眩　肯綮乃中

图 22

痛，如刺灸、诸药不能治，抵当乌头桂枝汤主之。"

寒疝，乃下焦寒毒凝结之名。逆冷者，手足逆而冷之也。不言其手足逆冷，乃因此证之冷，非止手足，腹中亦冷之故也。不仁者，不知痛痒之谓。身疼痛，乃因气血不和而致。抵，训作"适中"，即击中某物之意。此方为峻猛之剂，直抵于病毒凝结之处，故曰抵当。而言刺灸、诸药亦不能治者，以示病之笃剧也。

案： 此方为乌头煎与桂枝汤合方而成。合方之因，以其身疼痛为肌表不和也，《伤寒论》曰"身疼痛者，急当救表，宜桂枝汤"是也。而乌头煎证，若与大乌头煎证合并参阅，即详其意。

大乌头煎

《金匮要略》曰："腹痛，脉弦而紧，弦则卫气不行，即恶寒；紧则不欲食，邪正相搏，即为寒疝。寒疝绕脐痛，若发则白津出，手足厥冷，其脉弦紧者，大乌头煎主之。"

弦者，用力牵拉也。紧者，有力转索也。卫气，卫表之气。弦脉是寒邪干犯、卫气不行之象，故见恶风寒。紧脉乃内寒干犯胃阳，而食谷不运之候，亦称不欲食。例曰："脉紧如转索无常者，宿食也。"又曰："脉紧……腹中宿食不化也。"此脉弦而紧，在外为寒邪干犯卫气，在内为寒邪干犯胃阳，与正气相搏之候。邪正相搏，其势剧烈，故见腹中剧痛，是以名为寒疝。寒者，与正气相较而言，非为真正虚寒。然寒从下焦而犯，其毒凝结于脐，或见小腹弦急而痛，痛作则自汗、手足厥冷，脉见弦紧沉伏，故治以祛寒逐水之乌头，更取其蜜性之缓，以治急迫之证。

前辨乌头煎之证，详论寒疝之脉证，与前之乌头桂枝汤互参，更思得其意。又有乌头汤者，亦以乌头煎为主方，更加麻黄、芍药、黄芪、甘草，其证之别，详见下文。

乌头汤

《外台》曰："治寒疝，腹中绞痛，贼风入攻五脏，拘急不得转侧，发作有时，阴缩，手足厥逆。"

此乃《外台》之文。绞，榨紧之意，绞痛乃绞切疼痛。"绞痛"二字，以示乌头煎证之腹痛剧甚，前文亦有此说。本证乃寒疝之病，且因贼风入攻五脏，身体拘急不可转侧。以其贼风侵入，故合用麻黄等四味。阴囊缩，乃寒疝之毒为之收引也。

《金匮要略》曰："身体羸瘦，独足肿大，黄汗出，胫冷，假令发热，便为历节也。病历节，不可屈伸，疼痛，乌头汤主之。乌头汤方，治脚气疼痛，不可屈伸。"

此《金匮》之文。然自"脚气疼痛"以下，为后人所加。身体羸瘦，乃表虚之候。独足肿大，乃水血凝结。盖足膝肿不能屈伸，黄汗出，胫冷，是因表虚下焦有寒所致。若具上述诸证，无论发热与否，应属历节病。历者，经过也。节节经过，节节疼痛，故名历节。例曰："历节而黄汗出，故曰历节。"然此证以疼痛为主，因痛而历节黄汗出，且发热，故曰："历节病者，不得屈伸而痛。"此证虽非寒疝，但表虚而水血凝滞，寒邪相搏而疼痛，则与前证相同。扶正祛邪，调和血脉，祛寒气，逐瘀水，自是正法。大凡古方，不拘病名，随证治之，于此可见。

以上三方，皆以乌头汤为底方，更随证加味，然其方意各异。要之，合桂枝汤取其救表解肌、调和营卫之力，配麻黄、黄芪、芍药、甘草者，为祛邪风、逐瘀水、和筋脉、布达正气而设。

乌头煎散寒凝，解水结，其势猛烈异常，是故服之其量虽少，可致恶寒、身痹、口舌麻木、温温欲吐、起则头眩，多服则身冷、自汗如流、吐泻、呕逆、脉见沉伏，甚则如死状。轻者一二时解，重则半日许乃解。故其方下曰："知者若醉状，得吐者为中病。"此方实为峻猛之剂，不可不慎。若见瞑眩，切勿怪之而与他药，更勿以火暖之，当静候待醒。醒后得吐，值其瞑眩时，则吐泻并重。醒后渴欲引水者，当与冷水将息。

若中乌头、附子之毒者，当服酱汤，或用黑豆甘草汤，或用干姜甘草汤，此当晓之。或曰："若欲缓者，当用川乌。"然其病剧者，非草乌不济，然亦必慎其及蜜煎之法。慎之！慎之！

以上三方，当用于疝家偏坠之证。或云："小肠偏坠，随证加乌药、天冬各三钱。"此乃吴球《活人心统》之方。

乌头桂枝汤方

乌头

上一味，以蜜二斤，煎减半，去渣，以桂枝汤五合解之，令得一升后，初服二合，不知即服三合，又不知，复加至五合。其知者如醉状，得吐者为中病。

注：桂枝汤方已如前叙。

大乌头煎方

乌头（大者五枚，熬去皮，不㕮咀）

上以水三升，煮取一升，去渣，内蜜二升，煎令水气尽，取二升，强人服七合，弱人服五合。不差，明日更服，不可一日再服。

十、桂枝加龙骨牡蛎汤证图解（附一方）

如图23所示，脐上中脘处动气强，小腹若弦绷急者，常见冲逆为患，此乃上实下虚、上热下寒之证，若脉虚芤者，为桂枝加龙骨牡蛎汤证。

《金匮要略》云："夫失精家，少腹弦急，阴头寒，目眩发落，脉极虚芤迟，为清谷、亡血、失精；脉得诸芤动微紧，男子失精，女子梦交。桂枝加龙骨牡蛎汤主之。"

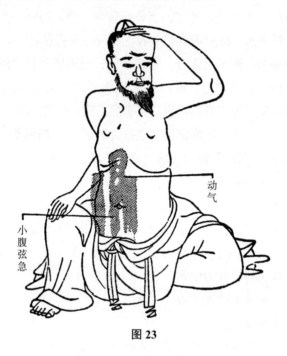

图 23

　　失精，乃有梦而遗；梦交，乃梦中交合。虽别男女，其理则一，故为互文之词。小腹弦急者，为强急若弓弦之状，其证在小腹，为下虚之候，乃气血不和也。失精亦由此所致。阴头寒、目眩、发落，皆冲逆之候，阳气不降为下虚，发落为上实，乃因瘀血聚于头部故也。脉极虚芤迟者，为下利清谷、亡血、失精之脉象。虚者，无物也，乃浮大而无根之脉。芤者，中空之脉。迟者，迟缓之脉。三脉皆为气血虚衰，阳气衰弱之候。"脉极虚"以下，谓本方之脉证。若以上述脉例而言，三脉之中，若得之芤动微紧，乃失精、梦交之脉象。动脉位于关上，上下无首尾，盖脐上筑动为之应，此证非为虚寒，故脉无微紧迟象。

　　案：此方中加龙骨、牡蛎以镇潜动气，余皆与桂枝汤同，助阳气，调营卫，平冲逆，和气血，则诸证自愈。此方与桂枝汤条下论辨相同，当互参阅。因而广用，不唯用于失精家，所谓虚劳、郁证、赤白浊、小儿胎惊、夜啼、客忤、惊痫等病，均可随证施之。

或曰：无故而头发脱尽，如麻风者，可试用之。

愚谓：亦当随证施之，或桂枝汤，或大柴胡汤（加石膏），或黄连解毒汤，皆可随证用之，岂但此方耳？

天雄散

天雄散方亦主失精家，但与桂枝加龙骨牡蛎汤有别。天雄散虽亦有桂枝、龙骨，但以白术、天雄为君，有达下、温寒、利水之意。腹证亦随之见腰腹冷、小便数、脐上剧动冲逆，脉见芤动迟，以其有失精、梦交，故当与此方相别。

吉益家以龙骨、牡蛎治脐上下之动气，余不晓之。

案： 此诸虚、内伤、瘤冷、遗尿，及小儿慢惊、慢痹等，应考虑用之。或云治疽。

天雄散方

天雄（三两，炮） 白术（八两） 桂枝（六两） 龙骨（三两）

上四味，杵为散，酒服半钱匕，日三服。不知，稍增之。

桂枝加龙骨牡蛎汤方

桂枝 芍药 生姜（各三两） 甘草（二两） 大枣（十二枚） 龙骨 牡蛎（各三两）

上七味，以水七升，煮取三升，分温三服。

十一、桂姜枣草黄辛附汤证图解（附一方）

如图 24 所示，心下有块，形如覆杯，按之坚硬如循骨，轻者坚而不圆，但似心下痞硬。欲知其辨，按之痛，且心下自痛，甚则痛彻心背；其轻者，此心下痛或有或无，常有疑似证者，易混。要之，因心下结聚，而见腹时满、胁下水鸣、微恶寒、身冷、骨节疼痛、脉沉微涩等郁结之证，纵然有热脉数，但当有涩滞之象，故当属气分。其意详于《金匮要略》之原文。

证曰："寸口脉迟而涩，迟则为寒，涩则血不足。"

涩，乃不畅之意，如轻刀刮竹，或如指循铁锈之脉。脉迟而数者为内寒，涩滞者为血不足也。

"趺阳脉微而迟，微则为气，迟则为寒。"

趺阳，足部之脉。凡脉动在外者为阳。微者，微弱也。"为气"之下，当"不足"二字，与血气对名，据上文而省略。寸口

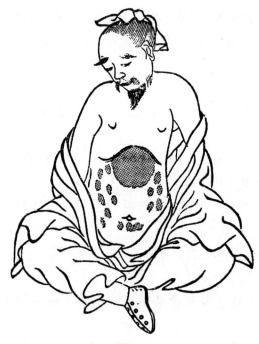

图 24

候血，趺阳候气，亦为互文。但寒常盛于下焦，气难旺于足趺，故分其手足，而言其气血。

"若寒、气不足者，则手足逆冷。"

寒、气不足者，以寒、气、血不足为三因。"寒、气不足"四字，约束上六句，故称之为文章之束法。故此病因寒盛伤阳，气血不足，且以寒为主。四肢为末，阳气难达，若为寒邪所侵，则先见手足逆冷。冷者，凉也。

"手足逆冷，则荣卫不利。"

荣者，营养也。卫者，卫护也。血行脉中，营养一身，故为荣。气行脉外，固护腠理，故曰卫，营卫在于肌肤、筋脉之间，则称血气。此不曰气血，而谓荣卫，血气指其物质，言其实；荣卫指其功能，言其用。若手足逆冷，血气不能固卫肌肤，荣养筋脉，故曰不利。利者，畅行也。

"荣卫不利，则腹满、胁鸣相逐。"

此血气之所以不利，乃因阳气被耗，不能布达于肌肤，郁滞于腹内生热，与寒邪相争，腹满、胁鸣相逐也。例曰："腹满时减，复如故，此为寒。"腹满者，寒也。按之不实不痛，胁鸣，为阴阳相逐，故不雷鸣，而胁腹上下闻之咕咕有声。相逐者，或下或上之状也。

案：此特称为胁鸣，因心下以寒饮相结而成坚块，故避之而置于"胁"字之下，可见古文之简明。

"气转于膀胱，荣卫俱劳也。"

转者，旋滚也，与"转矢气"之"转"同。膀胱位于下。下焦寒盛，则阳气益衰，故转于下焦之气不得出于外，而回转于内，因之见荣卫俱惫而无发畅之势。

案：矢气当排而不排，但转气于膀胱，咕咕作响，乃阳气不得布也。"气转膀胱"句，与前之"胁鸣相逐"相应。"俱劳"由前之"不利"而来，与"相逐"相应，即谓以其相逐而不利，以至于荣卫俱衰。

"阳气不通即身冷，阴气不通即骨痛。"

阳气者，生命之元气也，藏于腹内，以利荣卫、温煦周身。阴气，乃杀厉之气，主物之寒冷。阳气不通，则阴气独居，而见寒冷。身者，躯壳也。与前"手足逆冷"相应，其冷不止于手足者，可见其所侵益深。即，即刻之意。其位旋即被阴气所占，故见身冷。阴气，虽其本为寒，然常与阳气相和，存于温煦之中。若阳气郁滞，而与阴气相隔，阴凝于内而见骨痛。此乃阳气郁遏，阻隔其处而疼痛。此二句与前之"俱劳"相承接，阴阳二气阻隔乖戾，相驱互逐于胜负未决之时，尤不易解，读者思焉。

"阳通于前，则恶寒。阴通于前，则痹而不仁。"

阴阳阻隔相争，阳气胜则从阴至前，前述之身冷而至恶寒，此乃阳气入于阴盛之所也，故身冷反作恶寒，旋即阴阳即和也。何以然也？以身冷如冰，乃阴气独居；恶寒，乃阳气进而逼阴，故自觉其寒，此轻重之别也。阴通于前，若阴盛而进，通于阳气素衰之所，则阳气被逐，不得自保。荣卫以阳气为本，故阳衰则荣卫衰败，不但身冷，且痹而不仁。痹者，麻木也。不仁者，身体不知痛痒也。阳气稍存，尚觉痛痒；若不能温煦，则为不仁。此证较身冷、骨痛为重。此段论阴阳胜负，以示病证之轻重，其论甚精。

"阴阳相得，其气乃行。"

若阳气通于前而恶寒，继则阴阳合和，阴阳相得，则气无郁滞而能流通运行。此病以寒盛为主，故阳气被克而郁滞，遂成阴阳乖戾而阻隔。今阳气充实，能入盛阴之所，故阴阳相得相和。

从此句至下句"实则矢气"之文，为论阴阳相得，其病自愈

之文，承前"阳通于前，则恶寒"句。其气，指相得之气。行，
乃运行之意。

"大气一转，其气乃散。"

阴阳相得，和气运行，前因郁滞而气转膀胱，今因大气一
转，气郁得散。譬如天之阳气，为地形所隔而郁，若借风雨雷霆
而发散，其后则天晴明朗。此二句，应于前"气转于膀胱"句，
彼于阴盛阳衰之间，小气屡转而不得发散，反荣卫俱劳，于是
可见。

"实则矢气，虚则遗尿。"

实，乃阳气之实。矢，谓丢失，矢气即放屁。阳气内实，郁
滞之气得以敷布，大气一转，从肛门失出。世俗云矢大屁，腹中
空是也。虚，乃阳气之虚。阴通于前部阳虚之处，通于外则痹
不仁，通于内则膀胱不约而遗尿。遗尿者，小便遗漏也。"虚则
遗尿"句，承前"阴通于前，则痹不仁"句。"遗尿"二字，与
"气不转膀胱"句相应。彼转其气，乃知荣卫之劳，尚未致阳气
虚衰；此则阳气已虚，故见遗尿，此乃言其病之极也。

"名曰气分。"

以上所论病证，皆为阴胜克阳，其证由轻渐重，亦皆阴阳二
气于前后进退之间，故名曰气分。

综观其意，荣卫俱劳，阳气未虚，治当投温中、解肌之剂，
使内寒消、外阳达，阴阳和而诸证愈。若失其治，阴气通于前而
成阳虚，则见痹、不仁、遗尿之极证，治则不易取效。是故当详
审阴阳相逐之状，明辨进退轻重之机，读者思诸。

"气分，心下坚，大如盘，边如旋杯，水饮所作，桂姜枣草
黄辛附汤主之。"

此气分，承前之"名曰气分"，乃为前文详叙其病证。盘，
乃圆器之名，用于盛酒、溶水、载物之用。边者，缘也。坚块之

状，若旋杯之缘。旋，训作"旋转"，如以指抚旋杯边缘之谓也。心下块，大如盘，抚其缘，若旋杯之形，犹如心下复杯，所谓气分之块物，水饮所作，乃因寒邪之凝结，譬犹坚冰之形成也。此方以附子为君，合细辛以温心下之饮块。桂、麻诸药相佐，散郁和气，以达肌表。其病以少阴为主，而兼及太阳，故当审其方意。

《金匮》本条之文，不过百余言，然阴阳之体用，及虚实进退、轻重缓急之辨，尽解无遗，斯可谓古文辞之妙处。唐后方书，未曾尽览，学者若能熟读本条原文，别病情之缓急，审阴阳之进退，而随证治之，则思过半矣。

案： 此方，古人曰："桂枝去芍药汤、麻黄附子细辛汤二方相合者也。"所谓气分证、少阴证虽多，而心下坚块已成者，二方证皆未言及。且古方药味虽同，若用量不同，则其主次亦不相同。稻叶翁疑之而谓曰："附子一枚，而国内仅取三分许，与本方煎药水量相较，附子分量似少，且用之亦不见效。因于减量方中，每帖药加附子一钱五分，则坚块速解。"然而，《金匮》所载之方，合其两方而水量多，以此用之，深憾其附子之量微。其后，余读《外台》，有名深师附子汤者，即此方。用大附子一枚，细辛、麻黄各三两，余药同于《金匮》，且记有心下坚之证。此方名附子汤者，以其附子之量大可征。稻叶翁之说，暗合古人之意。尔后，余每见此证，随其病之轻重，每方用附子一至二钱，捻手而差。

枳术汤证

若无气分证，小便不利或水肿者，枳术汤之证也。此证乃后世辨消渴之源，当参之。

证曰："心下坚，大如盘，边如旋杯，水饮所作。"

以其"心下"之上，无"气分"二字别之。

另外一证，"心下如覆杯，腹满见青筋者，甘遂半夏汤证也。"

鼓胀证，与大黄甘遂汤之腹证相似，以其位于心下或小腹而别之。另，水肿病而心下如覆杯，呼吸急迫者，属实，《外台》黑豆汤有效。

桂姜草枣黄辛附汤方

桂枝（三两）　生姜（三两）　甘草（二两）　大枣（十二枚）麻黄（二两）　细辛（二两）　附子（一枚，炮）

上七味，以水七升，煮麻黄，去上沫，内诸药，煮取二升，分温三服，当汗出，如虫行皮中，即愈。

枳术汤方

枳实（七枚）　白术（二两）

上二味，以水五升，煮取三升，分温三服，腹中耎即当散也。

十二、甘草附子汤证图解（附二方）

如图25所示，腹部脐上动气强、呼吸喘促、心下苦闷、按之腹软无力，外证骨节痛、掣痛不可屈伸、按之痛甚、欲去衣被，汗出、小便不利、恶风或恶寒、身微肿者，此甘草附子汤证也。

《金匮要略》曰："风湿相搏，骨节烦疼，掣痛不得屈伸，近之则痛剧，汗出，短气，小便不利，恶风不欲去衣，或身微肿者，甘草附子汤主之。"

湿，潮湿也。不言其水而言其湿，虽如水肿而按之不凹，皮肉无绷急，肌肤若潮湿状，故名湿。此证，以其正气弱而水气乘之，后世称为气虚。风湿相搏，以其人素有湿邪，复感于风，故名风湿相搏。骨节烦疼，乃骨节疼痛而热。掣，引也。如牵拉之痛，又谓惊痛。不得屈伸，与骨节烦疼相应。近之，以手按压疼剧。汗出，乃风邪相搏。短气，呼吸短而急迫。小便不利，气冲逆而不降。因恶风之甚，故补"不欲去衣"一语。微肿，言其肿之轻也，仍为湿之象。总之，此乃风湿相搏之证。此证以其汗出、短气，因表证而冲逆急迫，故用桂枝、甘草。因有恶风、骨节疼烦、小便不利，又伍术、附。附子量大，因其外证剧，且有内寒之故。凡有内寒者，均当右小腹结聚，腹皮柔软。

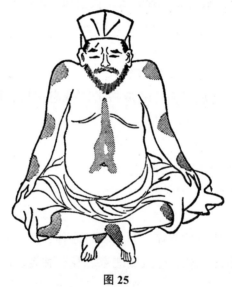

图 25

附：

桂枝附子汤

若似前方证，而无短气、冲逆、急迫之状，身体疼烦不可转侧，其腹软似四逆之腹状，乃桂枝附子汤证也。

《金匮要略》曰："伤寒八九日，风湿相搏，身体疼烦，不能自转侧，不呕，不渴，脉浮虚而涩者，桂枝附子汤主之。"

案："风湿相搏"四字，和上下文理相悖，恐后人依"身体疼烦"之文加入。何以知然？所谓伤寒，外来邪气之名。八九日言其风湿相搏，于理不通。身体疼烦，与骨节疼烦不同，此乃周身皆疼，故不言不可屈伸，而谓不能自转侧。不呕、不渴，谓其伤寒八九日，表证及里，据其日数，有大柴胡汤证和白虎汤证之虑，故曰不呕、不渴以别之。又，以其身体疼烦，当有发散之虑，故举其脉证以解惑。伤寒八九日，邪气入里，里证当见而不见，但身体疼烦，似当发散，然脉不浮紧，但浮虚无力而涩，此表证兼内虚寒之候。脉浮为表证，虚涩为下焦虚寒。虽经数日，热未能迫于里，故于桂、附为君，祛寒助阳，温内和外，则外邪自散，此重用附子之故也。

桂枝去桂加术附汤

《金匮要略》曰："若大便硬，小便自利者，桂枝去桂加术附汤主之。"

大便硬，乃因其小便自利；小便自利，因气不上冲，故去桂枝，加术、附。自利，谓其非因药力而利，且尿量多于常人。故不唯下焦有寒，且有水气，更加术以逐水，故此方当用于水病虚寒之证。

案：此方乃《近效》术附汤，彼曰："治风虚、头重眩、苦极、不知食味，暖肌，补中，益精。"宜当互参，以审其意。

此方依法煎服，为治瞑眩之剂，当须知之。详审后方注文。

又案：此方与桂枝去芍药加附子汤药味相同，但分量殊异。彼方中加附子一枚，且曰"若微恶寒者"，微恶寒与啬啬恶寒亦有不同，非外寒之证，为内寒之应也。微者，似有似无之义，微深于表。又，因发汗、吐、下后，精气虚而微恶寒者，阴阳和则自愈。彼并非精气之虚，加附子温中散寒，然其寒邪未与在外之邪气相搏，故其证仅微恶寒，未至身体疼烦，故附子量亦小。

此证，在内之盛寒与外邪相搏，身体疼烦不能转侧者，若非合桂、附之力，则不足以达表，是以桂、附之量较去芍药加附子汤为大，故不言胸满而曰身体疼烦。

甘草附子汤方

甘草（二两，炙） 附子（一枚，炮去皮） 白术（二两）桂枝（四两，去皮）

上四味，以水六升，煮取三升，去滓，温服一升，日三服。初服得微汗则解，能食、汗出复烦者，服五合。恐一升多者，服六七合为妙。

桂枝附子汤方

桂枝（四两，去皮） 生姜（三两，切） 附子（三枚，炮去皮，破八片） 甘草（二两，炙） 大枣（十二枚，擘）

上五味，以水六升，煮取二升，去滓，分温三服。

桂枝去桂加术附汤方

白术（四两） 生姜（三两，切） 附子（三枚，炮去皮，破八片） 甘草（二两，炙） 大枣（十二枚，擘）

上五味，以水六升，煮取二升，去滓，分温三服。

十三、桂枝加黄芪汤证图解（附四方）

如图26所示，冲逆，头项强急，胸前缺盆处亦有凝结者，水气从胸上聚于头项，肌肤不润而失于淖泽，甚则肌肤甲错，腠理不固。此乃阳气未盛，正气未达皮肤，升降失司，表虚下衰，属桂枝加黄芪汤证。

其腹证大抵同于桂枝汤证，而此证尤宜用循（扪）诊法以审肌肤。然肌肤之诊，不尽如图所示，亦非文辞所能尽言，只以手扪之，便可了然于心中。古云："循尺肤之滑涩，审肌肉之坚脆。"

即此之谓也。简而言之，以手掌平按于肌肤，从胸至腹，轻循数遍，便可察肌肤正气之兴衰。肌肤湿润充实者，则为正气旺盛；肌肤干涩粗糙者，则为腠理不固。尤以胸肺间隐隐有水气者，则有胀满之证，水气由此上犯，从肩背、颈项至头部受邪，或在肩背发为酒刺样细疹。大凡用心诊察此类病证，验之数人，便可断判正气盛衰虚实矣。而参以脉诊，察卫气之强弱，益且详尽。

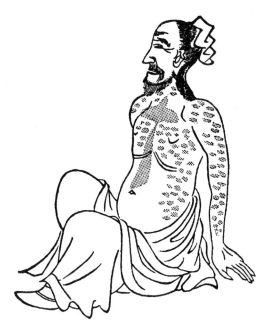

劳发黄汗　冲逆胸室　肌肤无润　久成食噎

图 26

丹溪所谓"肥白而多汗者，宜黄芪，黑瘦者慎用"之说，为其一偏之得，不可尽信之。黑瘦、肥白皆应据皮肤有无水气，且自汗、盗汗皆由正气劳伤而致，虽皆可以黄芪治疗，然非仅去其水气，但以助正气补劳损，使其旺于肌表为主，故表气和而汗自止，肌肤实而水自去。何以只去皮肤之水而主以黄芪乎？

《金匮要略》云："黄汗之病，两胫自冷，假令发热，此属历节。"

黄汗之病，因于表虚。两胫冷，为阳虚于下。大凡表虚者，则冲气上逆，气逆则下部自冷，此为内因。即令发热，并非外因之邪，此病以汗从历节出，故属历节病。属者，属下之意，以示并非正证。历节，乃历节疼痛而黄汗出之病名，其详论见于乌头汤证下。

"食已汗出，又身常暮盗汗出者，此劳气也。"

又，即再。食事已而汗出，又常常入暮而烦躁，寐中盗汗出，此乃劳气使然。盗汗，即睡眠中出汗。劳气与前述荣卫俱劳之"劳"意同。正气者，卫外固护肌肤，气血津液迥流行于体内，而不外泄于腠理。劳者，即正气疲劳，失其守护之功，不可误认为心气之劳。暮而汗出者，盖由热所致，虚热之汗，多出于午后至日暮。且盗汗乃寐中出汗，故放于"暮"字下。

"若汗出已，反发热，久久其身必甲错。发热不已者，必生恶疮。"

凡发热汗出而解者，为其常；今汗已出，反发热者，为其变，故曰"反"。然则发热并非表证，因气血郁滞所致，气血郁则正气受损。此热、此汗久不止者，津液枯竭，其身必甲错，甲错即肌肤如鲛皮状。发热不止，乃气血郁而不得散，故必发恶疮、痛脓。

"若身重，汗出已辄轻者，久久必身𥉹，𥉹即胸中痛。"

若未汗前身重，汗出已辄轻者，其身重乃因肌表水郁所致。此证久久不止，必身𥉹动，𥉹即肌肤跳动，此乃水气入经，冲逆之候。若身𥉹动时，每发胸痛者，其𥉹为水气冲逆所致，故同时气上冲胸。"身𥉹动"之下以"即"字衔接，乃𥉹与痛间紧接之谓也。此句稍见虚候。较前句所述。加重一等。

"又，从腰以上必汗出，下无汗，腰髋弛痛，如有物在皮中状。剧者不能食，身疼重，烦躁，小便不利。此为黄汗，桂枝加黄芪汤主之。"

此段为承前四段，为论又重一等之剧证，故上接以"又"字。"腰以上必汗出，下身无汗"与前述"两胫自冷"相对，无下部冷而汗出之象，足见比腰以胫冷更深一层。弛者，松弛也。腰髋者，枢机也。如弛而痛，此因瘀水兼郁热所致。如有物在皮中状，为麻痹之状，循按肌肤，皮中似有物相隔，非自身感觉，此乃瘀水聚于腰部，下部阳气虚少之故。剧者不能食，乃因冲逆势剧，胸中窒塞，故不能食。所谓不能，即欲食不能，并非无食欲。

《金匮要略》曰："身肿而冷，如固痹状，胸中窒，不能食，反聚痛，暮躁不得眠，此为黄汗。"此与前述胸中痛相较，其证又重一层。身疼重亦因瘀水及郁热所致，与前述身重对应。烦躁者，与前述暮盗汗相应，例所谓暮躁是也。盗汗乃眠中汗出，尚未至烦躁，可知今之烦躁亦更深一层。例所谓"暮躁不得眠"即此之谓电。小便不利，为气不下降所致。

上述兼有表证，且汗出者，名为真黄汗病。而其治法，调和营卫，散郁行滞，疏达气血，冲气自平，故施以桂枝汤原方，更加黄芪以固表气，实腠理。阳气旺于肌肤，则冲气自降；腠理固密，则瘀水畅流，小便通利，诸证悉愈。案：黄芪二两，《外台》作"五两"，为是，今从而改之。

案：此条分五节。从文首至"为历节"为第一节，论黄汗病未剧，汗从历节生，当属历节。

从"食已"至"劳气"为第二节，论食已汗出，虽见胃阳发越，然因肌表正气素衰，又常暮热而盗汗，此乃阳气疲惫不堪，不论其证因，均较前节为重。

从"汗出已"至"发恶疮"为第三节，论因劳气不得宣畅而致气血郁滞，郁热内生，见周身肌肤甲错，因而又发恶疮、痈脓。此虽夙有劳气，然其郁而发疮者，亦阳气尚旺所致。

从"若身重"至"胸中痛"为第四节，论劳气致腠理虚弱，瘀水入经而见一身𥆧动，又见胸中痛，为冲逆之气迫于胸膺所致之危候。本节与上节发恶疮者，有水分、血分之异。彼因血瘀而发恶疮，此乃水逆致身𥆧动，且稍见虚候。真武汤身𥆧之证，其病位当在少阴，合并参阅，思得其意。

从"腰以上"至文末为第五节，上承前四节，论诸证加剧之候。其两胫自冷者，致腰以下无汗，有物如在皮中状；胸中痛者，致窒塞，不能食；身重且疼，因发热而致烦躁，睡中汗出者，反不得眠，为下焦不利；冲逆剧而小便不利者，此为黄汗正证，桂枝加黄芪汤主之，而示其病因者，唯"劳气"二字。然前后诸证皆由劳气所致，若以劳气为因，即为表虚冲逆，上盛下衰。

其文简旨远，呼应之间，微意含蓄，一节较之一节为重。学者读此条，得其微意，始可言医。

又案：原文谓"胸中痛，剧者不能食，为黄汗"，此与"胸中窒而不能食，食则聚痛，暮躁不得眠"相同，与《伤寒论》栀子豉汤证"发汗、吐、下后，虚烦不得眠，若剧者，必反复颠倒，心中懊憹"及"烦热而胸中窒""心中结痛"证相同。

黄汗因其汗而致烦热、胸中窒及胸中痛，隐含栀子豉汤之证。且后世医家有云：若与黄芪，令人胸满。如丹溪曰："黄芪补气，若面黑形实者服之，令人胸满。"黄芪质地轻浮，虽能助正气以达肌表，若胸中之郁不解，则其气升腾，留聚胸中，蕴积不散，是以致胸满或纳呆，故此医者不唯知其补气之功，且须能避其害而用之。随其见证，于黄芪方中合栀子豉汤与之，纵令黑瘦多气之人，亦无妨碍。此系友人延生堂发明，余屡用屡验，因不敢独擅其美，故并记于此，以飨同道，以欲叩延生堂之嘉贶云尔。

黄芪桂枝五物汤

黄芪桂枝五物汤，治血痹，身体麻木不仁。其方乃桂枝加黄芪汤中去甘草，增生姜而成。

余就其加减，考其方意，所谓血痹不仁，劳气使然。与桂枝加黄芪汤相较，无全身急迫症状，如发热、烦躁、汗出、身痛等急迫之证，故去甘草；因其阴阳微而抑遏于内，其抑遏者不在下焦，而在中上二焦之间，胃内寒饮，故加生姜。生姜能祛寒散水，以开胃口而升腾阳气，助桂枝、黄芪、白芍之力，通达周身，宣畅腠理，血脉因之活泼流动，则麻痹不仁之证随之而愈。此乃桂枝、黄芪之力，不可不知。《方极》云："桂枝加黄芪汤证，不急迫而呕者。"窃以为仅就此方，并非从其主证所论。此证虽有桂枝，但无冲逆之证，麻痹不仁属外证，当无发呕，所以加生姜者，并非以呕为据。

《金匮要略》曰："血痹，阴阳俱微，寸口、关上微，尺中小紧，外证身体不仁，如风痹状，黄芪桂枝五物汤主之。"

血痹者，血脉涩滞而麻痹也。此所以血脉涩，乃阳气不得宣畅。若阳气不畅，则阴气乘虚而犯，故见身冷、手足厥逆等证。今虽血痹，然阴气亦微，故曰阴阳俱微。或曰此句是举脉证，然依傍例证之，则非为特举脉证。若是言脉证，必冠以"脉"字，则"阴阳"之上脱"脉"字可知。但以"阴阳二气俱微"解，其意尤为明了。

案："寸口、关上微，尺中小紧"九字，并非正文，乃注文误入正文，若不然，则属叔和所加。古人举脉，但为辨其疑似，皆概而言之，不细辨寸关尺，依他例可知。

风痹，以正气虚弱，邪气侵入，麻痹不仁而得名。血痹，非外来邪气所干，但因正气疲劳而血脉不行，故曰"如风痹状"，此其二者所不同也。《金匮要略》本证与虚劳并论，推知"劳气"便为此意。

黄芪桂枝苦酒汤

黄芪桂枝苦酒汤，治黄汗、身肿、发热、汗出之证。

此方以黄芪为主，佐以桂、芍，并以苦酒煮之，与黄芪桂枝五物汤相较，去生姜、大枣而加苦酒。证见身肿、汗出，以其水盛于肌表，正气不足，故以黄芪为主。发热、汗出虽同于桂枝加黄芪汤证，其所不同者，黄汗犹如黄柏汁，可资鉴别。此盖血脉郁结，热气内蒸而成黄汗。苦酒解郁散滞，和解筋脉，故其热自散。

案：黄汗、黄疸，其病各异，黄汗之汗色黄而染衣，黄疸乃一身面目悉黄，故曰发黄。黄汗因表虚郁热，黄疸因饮食、女劳，其因各不相同，详见《金匮要略》。

《金匮要略》曰："黄汗之为病，身体肿、发热、汗出而渴，状如风水，汗粘衣，色正黄如柏汁，脉自沉……宜黄芪桂枝苦酒汤主之。"

身体肿者，因于肌表瘀水多而正气衰，故本方重用黄芪。发热者，血气郁滞所致。因发热故汗出，因汗出而致渴，故曰"发热、汗出而渴"。风水者，身肿、脉浮、汗出，其状相似，故曰"状如风水"。然风水其汗不黄，其脉不沉，风水乃感外邪而发，故脉偏浮。因举汗色、脉象以辨其疑似。此证因阳气不畅，故虽发热，但见脉沉，所谓"自沉"为自身之脉证，并非别因所致。

案：前后问答之文，系后人补入，故删之。

以上二方，皆源于桂枝加黄芪汤，一者有汗出，一者无汗出，然而皆以劳气为病因，故无须假汗出与否而别之。其肌肤诊法，当依照前例。

防己黄芪汤

防己黄芪汤，治水在皮肤如肿或身尽肿之证。

此方虽以防己为君，黄芪、白术为臣，然其伍黄芪，至关紧要，盖黄芪能补气行水故也。以其无须解郁滞、和气血，故不伍桂、芍。

诊表虚水气之法，病家肌肤肥白，扪之其肉虚软，松弛无力，此属肌肤之表正气不足，水湿泛滥之候。虽非水肿，以其表虚，当有水气。

此证不拘男女老幼皆可患之，但多发于室女待字之年（二十岁前后）。卒然肥胖，冲逆气盛，两颊潮红，经水短少，情志郁闷，发于此病。此肥胖之病，虽似发育所致，然其实属于表虚，不可以为佳象。医者若见经水不利，而误投通经破血之剂，非但无功，反招祸至。

又，曾记一男子患痼冷数年，夏月亦身着厚衣，遍服温热之剂，略无疗效。迄京师，虽延名医诊治，然亦无效。一医深思之后而投此方，一月许，宿疾豁然痊愈。

《金匮要略》曰："风湿，脉浮、身重、汗出、恶风者，防己黄芪汤主之。"

脉浮、汗出、恶风，此系外感之证。身重乃肌表有湿之候。此方非发散风邪之剂，专实肌表，利水气自小便而出，则与湿气相挟之风邪不治自去。

又案：此证汗出，因风而致，故汗之有无，非属必然。

又，此方亦可治风水，然治湿之意为多。风湿与水湿之辨，已如前述。

防己茯苓汤

防己茯苓汤，治皮水，病四肢肿而冲逆肉瞤之证。

此亦属正气不达肌表而肿满，加之水气冲逆而肉瞤，茯苓为方中之主药，故为君。防己、黄芪、桂枝、甘草相伍为佐，以宣正气，降冲气，而利水气。或曰：肿满坚硬而循之不润泽，犹革囊盛水，扎紧口，外而干燥坚满，此属阳气脱；或体内虽水分充足，但不达肌表，皮肤干皱，亦属阳气脱，多至不治。用此方，或加附子云云。

《金匮要略》曰："皮水为病，四肢肿，水气在皮肤中，四肢聂聂动者，防己茯苓汤主之。"

聂聂，微动之貌，蠕蠕跳动，即肉瞤之状。此正气不达肌肤，则水气泛滥于肌表，故名皮水。聂聂而动，水气入经冲逆所致，皆为表虚水盛之候。

以上二方，黄芪虽非主药，但去表水之功皆在于黄芪，是以列于黄芪诸剂之下，隶属于前述诸证。读者遍览之，可得其旨。

附：

桂枝加黄芪汤

桂枝（三两） 芍药（三两） 甘草（二两） 生姜（三两）大枣（十二枚） 黄芪（二两）

上六味，以水八升，煮取三升，温服一升，须臾，饮热粥一升余，以助药力，温覆取微汗，若不汗更服。

黄芪桂枝五物汤

黄芪（三两） 芍药（三两） 桂枝（三两） 生姜（六两）大枣（十二枚）

上五味，以水六升，煮取二升，温服七合，日三服。一方有人参。

黄芪芍药桂枝苦酒汤

黄芪（五两）　芍药（三两）　桂枝（三两）

上三味，以苦酒一升、水七升相和，煮取三升，温服一升，当心烦，服至六七日乃解。若心烦不止者，以苦酒阻故也。一方以美酒醯代苦酒。

防己黄芪汤

防己（一两）　甘草（半两，炒）　白术（七钱半）黄芪（一两一分，去芦）

上锉麻豆大，每抄五钱匕，生姜四片，大枣一枚，水盏半，煎八分，去滓温服，良久再服。喘者加麻黄半两，胃中不和者加芍药三分，气上冲者加桂枝三分，下有陈寒者加细辛三分。服后当如虫行皮中，从腰下如冰，后坐被上，又以一被绕腰下，温令微汗，差。

防己茯苓汤

防己（三两）　黄芪（三两）　桂枝（三两）　茯苓（六两）甘草（二两）

上五味，以水六升，煮取二升，分温三服。

十四、当归四逆汤及加吴茱萸生姜汤证图解

如图27所示，腹皮拘挛，似桂枝加芍药汤、小建中汤之腹证。左侧脐旁天枢穴处挛急疼痛者，又似当归芍药散、当归建中汤之证。右侧小腹、腰间聚结，手足冷，脉细无力者，当归四逆汤之证。

案：本方乃桂枝汤去生姜，加细辛、当归、通草，增大枣而成。

下焦寒冷，逆于心下，则正气阻塞，不充于肌表，不达于四肢，血脉滞涩而不畅。细辛散中焦寒冷，除胃中之水饮；通草利

小便，通关节，疏导阳气；余皆和血脉，益正气，取桂枝汤之旨。另以当归为主，合芍药、甘草二味，能解腹中血结挛急之疾。正如《伤寒论》所云："伤寒，手足厥冷，脉细欲绝者，当归四逆汤主之。"素来气虚者，邪气入侵于心胸，正气为之抑遏，而见四肢厥逆、脉细欲绝时，用本方除胸间寒气，导水湿下泄，舒畅正气，厥复寒散，脉阳气而愈。

四逆汤证，因里寒内盛，故见下利清谷、四肢厥冷，当与本方别之。

冷，即凉也，属内之词；寒，即冷也，乃外来之寒气，属外

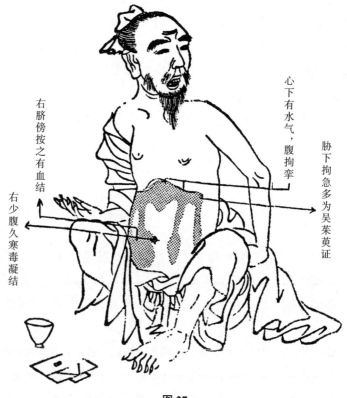

图 27

之词。此证位于心胸，且胸无变化，故变通其说，写为厥寒，以示其异。细，若线之细，故为"欲绝"，似断非断之意。

又曰："下利，脉大者，虚也，以其强下之故。设脉浮革，因而肠鸣者，当归四逆汤主之。"

所谓脉大，即洪大无伦之谓，浅按幅粗，深按幅细如蛛丝。革乃强大而芤。芤者，中空如葱管，为虚寒之证，此"下利，脉大而虚"乃其例也。"强以下之"句以下，此其证也。所言凡下利脉大者，乃其虚寒。今病人以其强下之故，使胃阳虚衰，若脉见浮革，亦非实证。所谓"因而"，乃因其强下之也。因强下后，虽无下利，然脉见浮革，且肠中有水鸣者，为虚寒也，当归四逆汤主之。此证之脉大，虽与前条脉细相反，然其理一也，且此大脉较之细脉更虚。

案：凡虚寒之证，脉浮大者，腹候乃见动气迫于心下。浮大之状，不当误以为阳证。

四逆汤证因误下而致下利清谷，本方因强下而但致肠鸣，脉象表现为虚证，而有内外之异。

加吴茱萸生姜汤证

《伤寒论》曰："若内有久寒者，当归四逆加吴茱萸生姜汤主之。"

久寒，若非水毒之寒，即下焦之虚寒、疝毒、宿饮之类，阻塞胃口，抑遏阳气，妨碍饮食腐熟。此证但言其久寒，而略于证。或谓指其吐利。以余验之，或见宿食停滞中焦，而见吐酸、吞酸等证；或因冷气冲逆，迫于心下，攻于胸胁，而见干呕、吐涎沫；或腹病，或吐利，或转筋，或妇人血寒凝滞，经水短少，腹中拘挛，时迫于心下胁下，肩背强急，头顶重痛，概为久寒所致。其脉证若见手足寒冷、脉细，用本方必效，并非但见吐利。吴茱萸、生姜、细辛相伍，以蠲胸膈宿饮，豁达胃口，发散冷气，平降冲逆。桂枝诸药，调和气血，宣达阳气，以利其用。

湖南老翁，侨居浪华、堂州，某夕患转筋，其证胸腹拘急，背腹强硬，头痛，口舌干燥，时吐舌舔唇，旋即转筋，脉直而欲死。令门生侍于傍者，予以处方，与桂枝加芍药或瓜蒌桂枝汤，无效；改用鸡屎白二钱，亦无效。遂延邻近汤村生者诊之，生曰："脉涩转筋，当用当归四逆加吴茱萸生姜汤。口舌燥者，乃因其舌筋不转，血分动故津液干，以此不当为热证。"于是服本剂，并加针灸，病见转机，续服一昼夜，翌日痊愈如常。翁甚赞汤村之奇效，以其语余，因附记其事，以供参考。

或曰："腹皮绷急，肢冷，脉涩者，于当归四逆汤方内加入一钱乌头，其效益佳。"

又，《疗治茶谈》云："年久病疝者，若脾胃虚寒，多有反胃、噎膈。疝气之反胃，于医书尚无方论，其区分当是腹中雷鸣、心下剧痛、下引少腹及腰背，以当归四逆汤治之。"

余案：此乃久寒，应加入吴茱萸、生姜。或云："大凡当用吴茱萸汤之腹证，均痛引两胁及章门之行，且按之痛甚。"

当归四逆汤方

当归（三两） 桂枝（去皮，三两） 芍药（三两） 细辛（三两） 甘草（炙，二两） 通草（二两） 大枣（擘，二十五枚）

上七味，以水八升，煮取三升，去滓，温服一升，日三服。

当归四逆加吴茱萸生姜汤方

当归（三两） 芍药（三两） 甘草（炙，二两） 通草（二两） 桂枝（去皮，三两） 细辛（三两） 生姜（切，半斤） 吴茱萸（二升） 大枣（擘，二十五枚）

上九味，以水六升，清酒六升和，煮取五升，去滓，温分五服（一方酒、水各四升）。

十五、风引汤证图解（附一方）

　　呜呼！风引汤方，诚奇诚妙也，已成医家常备救急之方。曩者吉益东洞撰《类聚方》，传此方于后世，之后用古方而效验者，未之闻也。唐后之方，吉益氏未选者，今亦多获奇效，宜试用之。据闻，安永年间，琼海有名冈野文台者，用风引汤救治暴卒之病，然唯其治痛验案载于《疗治茶谈》中，其他诸案，未之闻也。

　　吾友京师延生堂，崇尚仲景，精研腹诊，试用本方疗欲垂危者，不胜其数；且不私其术，俱告于余。余雀跃不已，以其方试疗数人，其效果妙。因释其原文，并广其说，以贻同道，活人济世，庶几一助矣。兹述于后。

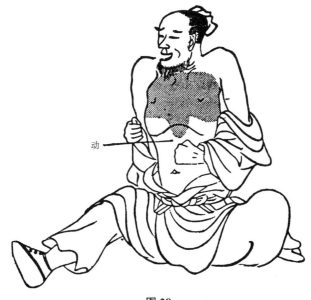

动

图 28

证曰："寸口脉迟而缓，迟则为寒，缓则为虚，营缓则为失血，卫缓则为中风。邪中于络，则身痒而隐疹；心气不足，邪入中，则胸满气短。"

案：自"寸口脉'到"隐疹"三十五字，并非风引汤之脉证，乃论中邪风之由。"心气不足"以下，始及风引汤证。

迟，迟慢，脉一息三动。缓为迟缓，按之无力之脉也。迟脉为寒盛之候，缓脉乃气血虚弱之证。荣者，营养也，行于脉中者为荣。按之脉缓者，荣缓也，此乃失血之候。卫者，护卫也，固护肌表之气也。轻按而得缓脉，中风之兆也，是故此脉皆称"缓则为虚"。然则论邪气乘虚而入之脉，可知并非风脉。此言中风者，并非伤寒之中风，乃手足瘫痪不仁之中风也。

条文之意，概指下焦寒盛，阳气被伤，不能畅达，则行经之血亏少，筋脉失于充养，而成为血证；随之阳气不能达于肌表，腠理失却固护，邪风乘虚而犯，而成中风之候。若其邪自外中于经脉，则身痒而发隐疹。隐疹者，隐隐而发之疹也，即谓之风疹，俗称荨麻疹者也。此乃轻者，发散可愈。若甚者，不仅卫荣虚损，心气亦不足者，则病邪陷内中脏，发为胸满短气危急之证。胸满乃满胸憋胀也，气短是呼吸短浅、急促之谓。此病在心中，乃风引汤之证也。

"风引汤，除热瘫痫。"

邪风入内，致胸满短气，则热从内生，甚则手足瘛疭，其证休作有时。所谓瘫痫，此之谓也。瘫乃瘫痪之谓，痫乃病之间发也。

案：若以他例，当谓"胸满短气，热瘫痫者，风引汤主之"。"风引汤，除热瘫痫"之颠倒行文，概为《金匮》注脚，并非原文，此乃未加深思之说也。如此颠倒行文，乃古文之辞。何以知然？风引汤乃治诸暴卒病迫于上焦之方，除热瘫痫，去胸满短气，为风引汤所主，并非为治心气不足及虚寒证而设。

又曰："大人风引，少小惊痫、瘛疭，日数十发，医所不疗，除热之方。"

此非《金匮》正文，为林亿等引用他文，似《千金》《外台》之文体。《外台》作深师之方，以制瘛疭。

风引，因风入而牵引手足为名。少小惊痫，亦即惊风。瘛疭，状如搐搦，筋急为瘛，筋伸为疭。此乃邪迫于心也。日数十发，故以瘛痫、惊痫为名，此与前条同意。所谓医所不疗者，苦无优于风引汤之救急良方也。

巢氏曰："脚气，宜风引汤。"

此亦方下之注文。案：此但言脚气，不辨他证，以方测证，即脚气冲心者也。脚气冲心，亦胸满短气、心中疼烦，若与前证相较，便可明了。

延生堂曰：古人治脚气冲心，大抵多以吴茱萸、槟榔之剂，此乃本仲景吴茱萸汤之意，复伍降气诸品而成，并非妙方也。夫吴茱萸汤，治病在中焦上冲者，病在上焦非所治也，信哉！至其笃剧者，则束手待毙。

《伤寒论》曰："食谷欲呕者，属阳明，吴茱萸汤主之。得汤反剧者，属上焦。"

阳明者，胃家也，胃家乃中焦。得汤反剧者，是上焦之故，吴茱萸汤不治上焦明矣。然则属上焦之病者，将为何方？唯用风引汤也。今用之取效，又何疑哉？此方非但治大人风引、小儿惊痫及脚气冲心，诸般暴卒急剧，迫于上焦，干于心肺，胸满短气、干呕而喘急、肩膊强急、头脉怒胀欲死者，无问属何病名，皆可投之，挫暴缓急而救危笃。其见效之速，若以汤沃雪，是以医家常以此备急。然此方唯挽危笃，危笃既解，继以调理之方。若仅知其一，不知其二，虽然偶获奇效，亦仅收一之功，何以成上工乎？初学之士，曷不勉旃。

此方多为石药，临时难作，故当制以备用。其中气味易脱，当临时合之。

寒水石，于盐卤汁之底凝结而成。赤石脂，华舶之物非真，本国羽州秋田所产，名真赤石脂者，为佳。余药皆当选用精品。

风引汤

大黄　干姜　龙骨（各四两）　桂枝（三两）　甘草　牡蛎（各二两）　寒水石　滑石　赤石脂　紫石英　石膏（各六两）

上十一味，杵，粗筛，以苇囊盛之，取三指撮，井花水三升，煮三沸，温服一升。

如图28所示，胸部胀满，动气若奔马而上冲，肩息短气，干呕且喘急甚，直视上窜，瘛疭搐搦，水饮不下者，无问何因，皆为风引汤证。

有人疑之："此方石药众多，当为除热之方，何以不问寒热？"答曰：不问诸病寒热之因，向上迫于心肺，必发烦热。诸如厥阴之心中疼热，少阳之干呕而烦，皆迫于上部也，何向其他？以其除热者多，退寒者少故也。既以其救急，其中寒热、虚实，岂能不审？此理当与同道者论，不与异道者语。

紫石寒食散

紫石寒食散方后注曰："治伤寒，愈而不复。"此不详其证，似有缺文。

愚案：此方相伍诸多石药及治上部病之品，其中附子、禹余粮二味以达下焦，大抵类风引汤之意，似救暴卒病之方。并载于《金匮》"杂病篇"中，虽不可究其篇章次第，然承其前备急丸主卒暴百病之方，继其后救卒死之剂，可证该方后注文，其意不古，概缺如也。

冈野氏曰："此方用于妇人子痫、子烦。"又曰："此方及风引汤并之为丸，治小儿五疳。"且注曰："以待他日试验。"

十六、金匮甘草汤证图解

如图29所示，腹中拘挛急迫，或腹满，时时气急而上冲，气喘者，为金匮甘草汤证之眼目。

此云拘挛者，谓腹有物，且指下有紧张拘急之感。急迫者，紧急压迫之意。急者，腹中有如按弦而紧张；迫者，觉胸或腹受压，呼吸急而喘迫也。本证多有口中干、手足冷，亦有唇干燥者。证曰："妊娠，乳之余，血虚气逆，上冲心胸，手足逆冷，唇干，腹胀，短气。"

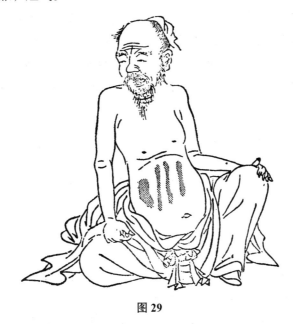

图29

甘草汤

甘草　桂枝　芍药　阿胶（各八分）　大黄（一钱）

上五味，以东流水二盏四分，煮取一盏，去滓，入阿胶，顿服之。

此方与桃军圆，久用亦可治癫痫，然治癫痫并不限于此二方。世人大多拘于癜疢之名，虽以名方、妙药、秘方治之，然多为治此失彼，方证不符故也。但须详辨腹证，明察邪之居处，祛邪至尽，何病不愈哉？此乃不易之法也。

余居京师，曾治寺町新竹屋町附近匠人名嘉七者，其人患癫痫日久，其时年届二十七八，病发时不省人事，百药不效，其夫妇唯有相对而泣，别无良策。然不发作时，则一如常人举止。近日病甚，昼夜继发，夜间发作，不避水火，或咬破口、唇、舌，几频于死。余诊之，腹不拒按，胸胁苦满而实，少腹急结，按之则痛，两目时时上吊，如以白眼睨人。即与大柴胡汤原方，日三次，每夜空心服桃军圆鸡卵大小，常兼用先天灭毒丸五分，如此反复服用，每夜合掌灸，四十余日，痊愈如常人。然则如此之快而愈者甚少，多为一年、一年半或二年，即令快者，亦半年许。

十七、土瓜根散方证图解

如图30所示，脐旁小腹拘挛，妇人经水不利，或下白物，或患带下。男子血证，时时腹痛者，间有此证，但应察其小腹拘急与否。

土瓜根散方
土瓜根（黄瓜根）　芍药　桂枝　䗪虫（各等分）
上四味，研为细末，以酒送服一钱五分，日三次。

鹤先生曰："土瓜乃王瓜之误，王瓜即黄瓜也。"余从此说，用黄瓜根，有效。

远州滨松人和久田寅，考证䗪虫曰，《字汇》："䗪，之夜切，

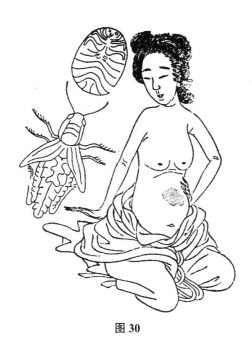

图30

音柘。虫名。一曰蝗虫类，一曰鼠妇。"

案：《本草》出自化生虫部，䗪虫与蝗虫本属一物，因其化生不同而名称有别，盖"䗪"字从"庶"，取其众多之意。今见自中国舶来物中，《本草》名籬箕虫者颇似其形，名地鳖虫者亦稍似之。考日本所产者，即水田泥中或栖息于沼泽中之甲虫，俗称盛长虫者，其形颇为相似。此虫于五六月时产小卵如黍粒数十个负于背，待稻苗长大，将卵附于稻根而去。此卵孵化，生成蝗虫。蝗虫之形，方首（头有棱角），青身，两须，六足，两后腿长而能跳，虽有翅而不能飞。背有黑纹，形似"王"字，"蝗"字即从"皇"而来。其身短者五六分，长者一寸许，食稻叶而为害。霜降后，色变赤而死。䗪虫为蝗虫父母，以其产子众多，而名曰䗪虫。

《本草》虽辨土鳖虫、籬箕虫之名，然"䗪"字之意不详，又不知其可生蝗虫，或云有甲，或云无甲有鳞，当知其考物不详。若从其功用而论，因䗪、蝗同种，故其功用亦同。且中国产者，其价昂贵，又不能辨其真伪，故未闻常用䗪虫而收效者。今即水田中䗪虫，亦难捕得，而蝗虫甚多，得之颇易，于七、八月从稻苗中捕之，以火炙死，晒干贮之。用此可代䗪虫，古人尚未发现。

仙石伯州刺史之医名中川友三者，在鹤泰荣门下，为吾师稻叶翁之师弟，其人始以蝗虫代䗪虫而用之，其效甚验，予因参考诸家之说以记此。

麻黄汤类方证

一、小青龙汤方证图解（附二方）

如图 31 所示，从心下、中脘至少腹，上至不容穴傍，有水气，咳嗽，或咳逆喘息，发热恶寒，干呕者，为小青龙汤证。

《伤寒论》曰："伤寒表不解，心下有水气，干呕、发热而咳，或渴，或利，或噎，或小便不利、少腹满，或喘者，小青龙汤主之。"

此证，心下素有水饮，复感外邪，水饮与邪气相搏，发为咳嗽。干呕、发热，表证也。咳因发热而致，故"而"字于"发热"之下。以下诸或然证，非为主证，皆因心下水气所致变证。若水气欲去者，亦见口渴，此胃阳复也。水在胃中则利；水在胸中则噎；小便不利，故见少腹胀满；气逆冲咽喉则喘，此皆为水气之候。所谓"或"，非言其必然，设法御变之意也。

此方以桂枝汤为基础，散解心下之水气为主。方中五味子止咳，细辛、干姜去痰饮停水，麻黄解表发汗，余皆同桂枝汤意。

此方又治支饮。《金匮要略》曰："咳逆倚息不得卧，小青龙汤主之。"此乃支饮也。《金匮要略》又曰："咳逆倚息，短气而不得卧，其形如肿，谓之支饮。"

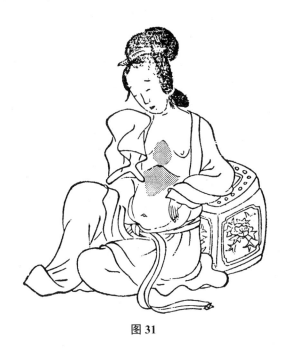

图31

支者，支撑也。留于心下，不得开闭，倚物而不得平卧。

又云："心下支饮者，其人苦冒眩。"故此证当有冒眩。

苓桂五味甘草汤证云："青龙汤下已云云，小便难，时时复冒者。"此"复"乃言未服小青龙汤之前已冒者，服小青龙汤后而愈，今又因气冲而发，故云复冒。冒者，蒙蔽之谓也，若以物蒙面目；而冒眩即视物旋转之意，为水气上逆所致。

又曰："病溢饮者，当发其汗，大青龙汤主之，小青龙汤亦主之。"

溢者，满溢也。饮水流行，归于四肢，当汗出而不汗出，身体疼重，谓之溢饮。留饮满溢，归于四肢，身体疼重，或为浮肿。

其与大青龙汤之别，大青龙汤由麻黄汤而来，麻黄汤由桂枝甘草汤而来，故避其血分，专达肌表，主行发散之用。气并冲于上则胸满，且心下稍有水饮而不荡满。更以其用石膏，可知兼有内热。小青龙汤其论如前，以散心下水饮为长，非专用以发散。大青龙汤散水之用迥异，故大青龙汤不仅用于溢饮发汗，亦可用于留饮。溢饮，腹中水气多于四肢者，亦当用小青龙汤。若腹中水气少于四肢，或浮肿者，亦当用大青龙汤。

又，小青龙加石膏汤证云："肺胀，咳而上气，烦躁而喘，脉浮者，心下有水。"以其烦躁而喘，加石膏；以其心下有水，故不用大青龙汤。其意已如上述。

大青龙汤

《伤寒论》曰："太阳中风，脉浮紧，发热恶寒，身疼痛，不汗出而烦躁者，大青龙汤主之。"

本证当以"不汗出"三字为眼目。

案：论中所谓不汗出者，有"汗不出""不汗出""无汗""不发汗"之词，其文异而意殊。"汗不出"，当读作虽发汗而不出，亦即令其出汗却不出。"不汗出"，当读作不出汗。虽水气在表，当汗而解之，然汗不出，故以"而烦"接之，以其汗不出，故见烦躁。"无"，乃"有"相对之词。当有汗则无者，瘀水阻于肌表，故无汗，葛根汤证、麻黄汤证即是。"不发汗"者，谓不曾发其汗也。

大青龙汤证，文首冠以"太阳中风"，故非重病。在表之水，若以汗解，其病则愈。今腠理闭塞，其水不为汗解，充斥于血脉，故脉浮紧，发热恶寒，身疼痛而烦躁。烦之解见于前。躁乃静之反也，坐卧不宁之意也。以上诸证虽剧，若汗出热解，而诸证自除，是故似重反轻，而名"中风"。可见，大青龙汤以发散肌表之水邪为专长。

"若脉微弱，汗出恶风者，不可服之。"

此承前"烦躁"之文。若脉微弱，汗出恶风，均与前证①有异，此烦躁并非缘于不汗出，故属虚证。

"若服之，则厥逆，筋惕肉瞤，此为逆也。"

若误用大青龙汤，阳亡而手足厥逆，筋惕肉瞤。惕者，恐惧也。筋惕者，筋骨抽动也。瞤乃蠕动之意，肉瞤乃肌肉微微蠕动之意。此因误治而致，为茯苓四逆汤之证。

又曰："伤寒，脉浮缓，身不疼但重，乍有轻时，无少阴证者，大青龙汤发之。"

此证为少阴伤寒，真武汤之疑似证，不若中风之剧，但病较之为深。但身重一证，便为疑似之证，名为伤寒，故用大青龙汤。少阴真武汤证，当四肢沉重疼痛，而此证则身不疼但重，乍有轻时。此重并非里水所致之重，此乃邪伏肌表，未发散。大青龙汤发越肌表水邪，已如前述。今详审确非少阴真武汤之证，故用大青龙汤发越隐伏之邪，令其随汗而解。不言"主之"，而谓"发之"，可见此方为发汗之主剂。

余曾治一病妇，状若此证，数日不差，服大青龙汤一帖，顷刻汗出如流，其病豁然而愈。其后若罹此病而常服之。古方之妙用，于此可见。

麻黄汤

麻黄汤证，虽略辨于前，以未尽其意蕴，故详释于下。

《伤寒论》曰："太阳病，头痛发热，身疼腰痛，骨节疼痛，恶风，无汗而喘者，麻黄汤主之"。

①前证：指大青龙汤证。

103

此以"无汗而喘"为关键。无汗之辨，详见于前之大青龙汤证下。此病冠以"太阳病"，不若外来邪气之剧。发热恶风者，若不恶寒，则当汗出，然此证瘀水阻隔肌表，腠理闭塞，汗出无路，一身之气不得泄越，气郁闭肺，逆冲气道，故发为喘。"无汗而喘"，"而"字插其中。所言表闭无汗，因而气喘者，譬如壶中水沸，气从口出，其理相同。若肌表水气随汗而去，则气布腠理，而上腾之势遂平，胸满喘息立止。

又，大青龙汤证亦谓身疼痛，当与麻黄汤证之身疼腰痛、骨节疼痛区别。彼感外邪，为中风之证，故见身痛；此乃太阳自身为病，因瘀水而表闭，其痛亦多在骨节，更有恶寒、恶风之异。凡六经自身为病，与因中风、伤寒为患者，自有间甚、缓急之别，参其前章，自可明矣。

又，此二方方意颇殊，彼因表闭气逆，而内气郁热甚，而见烦躁，其或渴欲引水，故佐石膏以清热。此则水气迫胸，胸闷气喘，故佐杏仁以平其喘。此乃两方之别也。然则方中用桂枝、甘草而无芍药，皆以麻黄为君，达表、发汗、逐水之意，二方理趣若一。

又曰："太阳阳明合病，喘而胸满者，不可下，宜麻黄汤。"

此证乃无汗而喘，未言"无汗"者，乃详于前而略于后，此古文之文法也。若以今文写之，当为"无汗而喘，喘而胸满"。之所为合病，以其胸满之故。热甚胸满，故称合病，但其主证并非胸满，当为喘，故以"而"字连其下。此证，如前所叙，解表发汗，其气布于腠理，喘息自平，胸满遂愈，故不可误以实满而下之。当与大承气汤之腹满而喘区别。

凡太阳经合病者，皆以解表散热为治。上二条，以阐麻黄汤之方意。诸如"发烦，目瞑，剧者必衄""不发汗，因致衄"等文中之烦，皆因冲逆所致，若发汗，诸证随愈。故无汗而气逆甚者，虽不喘，亦当用此方。

小青龙汤

麻黄（三两，去节）　芍药（三两）　五味子（半升）　干姜（三两）　甘草（三两，炙）　桂枝（三两，去皮）　半夏（半升，汤洗）　细辛（三两）

上八味，以水一斗，先煮麻黄，减二升，去上沫，内诸药，煮取三升，去滓，温服一升。

加减法：若微利者，去麻黄，加荛花如鸡子大，熬令赤色。若渴者，去半夏，加栝楼根三两。若噎者，去麻黄，加附子一枚，炮；若小便不利，少腹满，去麻黄，加茯苓四两。若喘者，去麻黄，加杏仁半升，去皮尖。

大青龙汤

麻黄（六两，去节）　桂枝（二两，去皮）　甘草（二两，炙）　杏仁（四十个，去皮尖）　生姜（三两，切）　大枣（十二枚，擘）　石膏（如鸡子大，碎）

上七味，以水九升，先煮麻黄，减二升，去上沫，内诸药，煮取三升，去滓，温服一升，取微似汗。汗出多者，温粉扑之。一服汗者，停后服。汗多亡阳，遂虚，恶风烦躁，不得眠也。

麻黄汤

麻黄（三两，去节）　桂枝（二两，去皮）　甘草（一两，炙）　杏仁（七十个，汤去皮尖）

上四味，以水九升，先煮麻黄，减二升，去上沫，内诸药，煮取二升半，去滓，温服八合，复取微似汗，不须啜粥，余如桂枝法将息。

二、越婢汤证图解（附五方）

如图 32 所示，水气聚于上部，喘咳气急，一身悉肿，脉浮，自汗出或无汗；又，覆手按压胸，隔皮有热状，有如袋装热灰而按之，有伏热之感，此越婢汤之正证。

《金匮要略》曰："风水，恶风，一身悉肿，脉浮，不渴，续自汗出，无大热者，越婢汤主之。"

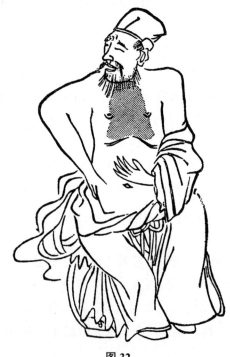

图 32

此证系风邪使表闭不开，以致水气难以发越，而一身悉肿。恶风、脉浮，乃风邪之证。当渴不渴，故曰不渴，此为心胸热伏，虽当渴，然水气积于上部，故不渴。续自汗出者，汗出不断也。此汗与表证汗出不同，风邪闭表不解，水气泛溢而伏热，虽欲散之而不得散，因而熏蒸汗出不断。辨此汗，以热臭而黏为眼目。大热，乃表热也。皮表煦煦不甚热，其热伏于肌肉之中，故曰无大热。此热既令汗出，复使水气停留，故生喘息，因伍石膏以治热。

案：此虽所谓风水，与防己黄芪汤证之风水，有虚实之异。

考其方意，以麻黄为主以开腠理，佐以大枣以缓喘咳，石膏入心以解伏热，则水气从汗与小便而出，风邪发散而病愈。若腠理闭塞，则水气积聚于胸中，是故治当攻击在表之实邪。

越婢加术汤

若越婢汤证，又兼小便不利或脚弱者，为越婢加术汤证。所谓脚弱者，行步不稳，脚膝软弱无力，动则厥仆是也。又，脚气痿弱之类。已辨于他篇，若有胸满喘咳者，即可选用此方。

《金匮要略》曰："里水，越婢加术汤主之，甘草麻黄汤①亦主之。"

又曰："里水，一身面悉肿，其脉沉，小便不利，故令病水，越婢加术汤主之。"

里者，心胸之位也。聚于心胸之水气，若小便利，则自去。今因小便不利，故聚于上部，溢于周身，发为水肿。若去胸中之水，则以发表兼利小便，其病可愈，故加术以利小便。

麻黄甘草汤

治因表闭而水聚胸中，喘急息迫之证。当以无伏热、小便不利等证别之。黄肿之黄为淡黄之色，与黄疸之黄不同。

案："病水"之下，"假如小便自利，此亡津液，故令渴也"十四字，不似正文，故删之。

又曰："治内热极，则身体津脱，腠理开，汗大泄，厉风气，

---

① 甘草麻黄汤：原作"麻黄甘草汤"，据《金匮要略·水气病脉证并治》改。

下焦脚弱。"

该文乃《千金方》之文。内者，心胸也；热乃伏热；极者，到顶之意。越婢汤证之热，为里热，故热从内蒸而自汗出；若其热不解，则津脱；若津脱则腠理开，汗大泄，因汗泄而表虚，则风邪入侵。此可推而知之。"下焦脚弱"四字，似不成语，恐其上下有脱简，姑且随文而释之。越婢汤证，因表闭热伏，水气积聚于上部，因气不降于下焦而成脚弱。下焦气虚，则小便不利，故方内加白术，其意可知。若不然，"津脱、腠理开、汗大泄"之后。焉有用麻黄剂之理？读者思之。

越婢加术附汤

前方证兼见腰脚疼痛，或脚气、痿弱、麻痹者，当用越婢加术附汤。此证当见腰冷、足厥。

越婢加半夏汤

若越婢汤证兼有咳而上气喘急者，加半夏。

《金匮要略》曰："咳而上气，此为肺胀，其人喘，目如脱状，脉浮大者，越婢加半夏主之。"

上气，乃气上于头面，与上冲不同。例曰："上气则面浮肿、肩息。"故当推究以别之。所谓咳而上气，即咳嗽头昏。咳因痰饮上迫，肺气不利所致，故为肺胀。此证因于腠理闭塞，故必喘。"目如脱"，咳而面肿，是谓因咳而眼珠如脱出。脉浮大者，亦上气之象。此证因痰饮迫于肺而胀，咳喘上气者，表闭而有里热之候，因以越婢汤加半夏治之。

麻黄杏仁石膏甘草汤

若似越婢汤证，但无脚弱、疼痛及水肿等证，因表闭而水气聚于心胸，见喘急、汗出而渴或不渴，其腹胀满，腹皮鼓之有力，按之无大热，反觉身热，如白虎似越婢证者，属麻黄杏仁石膏甘草汤之证。要之，大抵似白虎汤证之腹状，表证多，以邪聚

于上部而喘，定为本证。（白虎汤腹证，详于白虎类方证中）

《伤寒论》曰："发汗后，不可更行桂枝汤。汗出而喘，无大热者，可与麻黄杏仁石膏甘草汤。"

发汗而汗出表解后，不可更行桂枝汤。若发汗，汗出而喘，表无大热，而里有热之状者，宜此方主之。所谓"汗出而喘"者，与越婢汤证之"续自汗出"证极同，因热蒸腾，故自汗出。虽汗出，表不解，而发喘者，故以麻黄、杏仁为主。自汗出，无大热，故用石膏。不渴，为表证多，水气在胸膈之故也。

麻黄杏仁薏苡甘草汤

本方为麻黄杏仁石膏甘草汤内去石膏加薏苡仁而成，故名麻黄杏仁薏苡甘草汤，治风湿身疼发热之证。此证无里热，表气闭郁而喘急，以皮肤水气不得发越，故一身疼而发热。盖麻黄发表，杏仁治喘，薏苡去湿，甘草缓急，则风除湿去。凡此等方，皆属表邪实证，俱以发散为主。

《金匮要略》曰："病者一身尽疼，发热，日晡所剧者，名风湿。此病伤于汗出当风，或久伤取冷所致也，可与麻黄杏仁薏苡甘草汤。"

一身尽疼，为风湿相搏。发热，日晡所剧，乃因表闭风邪不去。"久伤"系文字颠倒，应作"伤之久"。久伤取冷，两感风湿之邪，故病风湿。

或曰："此方治疟病无动气，不渴，有水状，而日晡发者。"

又曰："治创疮家，发热、喘满之证。"

文蛤汤

若越婢汤证兼喘咳、渴欲饮水者，为文蛤汤证。此于越婢汤内加文蛤、杏仁而成，文蛤治渴，杏仁治喘。然以文中言，石膏为主，其治渴之意尤明。

《金匮要略》曰："吐后渴欲得水而贪饮者，文蛤汤主之，兼主微风、脉紧、头痛。"

所谓"贪饮",虽饮而不解其渴。"微风、脉紧、头痛"者，表证也。此方治表证兼渴者，已辨如前。

越婢汤

麻黄（六两）　石膏（半斤）　生姜（三两）　甘草（二两）大枣（十五枚）

上五味，以水六升，先煮麻黄，去上沫，内诸药，煮取三升，分温三服。

越婢加术汤

麻黄（六两）　石膏（半斤）　生姜（三两）　甘草（二两）白术（四两）　大枣（十五枚）

上六味，以水六升，先煮麻黄，去上沫，内诸药，煮取三升，分温三服。恶风，加附子一枚，炮，为越婢加术附汤。

甘草麻黄汤

甘草（二两）　麻黄（四两）

上二味，以水五升，先煮麻黄，去上沫，内甘草，煮取三升，温服一升，重覆汗出，不汗再服，慎风寒。

越婢加半夏汤

麻黄（六两）　石膏（半斤）　生姜（三两）　大枣（十五枚）甘草（二两）　半夏（半升）

上六味，以水六升，先煮麻黄，去上沫，内诸药，煮取三升，分温三服。

麻黄杏仁石膏甘草汤

麻黄（四两，去节）　杏仁（五十个，去皮尖）　甘草（二两，炙）　石膏（半斤，碎，绵裹）

上四味，以水七升，先煮麻黄，减二升，去上沫，内诸药，煮取二升，去滓，温服一升。本云黄耳杯。

麻黄杏仁薏苡甘草汤

麻黄（去节，半两，汤泡） 甘草（一两，炙） 薏苡仁（半两） 杏仁（十个，去皮尖，炒）

上锉麻豆大，每服四钱，水一盏半，煮八分，去滓，温服，有微汗、恶风。

文蛤汤

文蛤（五两） 麻黄 甘草 生姜（各三两） 石膏（五两） 杏仁（五十个） 大枣（十二枚）

上七味，以水六升，煮取二升，温服一升，汗出即愈。

三、葛根汤剧证图解

如图33所示，所谓龟背，俗称伛偻者，此为葛根汤证之剧者。

此证虽见于世，然医者以其难治而舍之，病家亦绝其病愈之

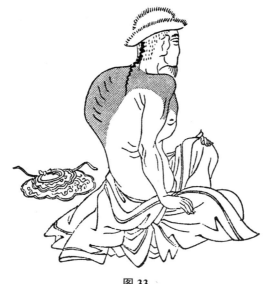

图33

望而抱病终生。男女患此病者，见人无不自愧其形丑，惜哉。其病虽有愈望者，以其本病毒所为，即先天剧毒所致也。凡天地之间，万物各具浅深厚薄。其浅薄者，庸人为之；其深厚者，人又皆以不及而不为之。自暴自弃者，此之谓也。余是以忧之，修医道而治病，将欲救其深厚者。

如图33号称龟背者，毒邪凝结于一身而致，项背强急是也。凡坚块、血块之类，按之有痛者，有不痛者，其按之不痛者毒甚，因毒剧甚，故不觉项背强急。治之之法，二倍或三倍葛根汤之量，以水二盏，煮取六分服之，日三帖。每夜兼与南吕丸一钱，时兼服大陷胸丸，或先天灭毒丸，或凝腐除圆，或直行丸之类，或吐或下去其毒，则其形渐减，终为常人。然因其毒凝结过甚，故一次服药若不及一年，或一年甚者二三年，则不能愈。

余昔应甲州薙崎县令之邀，客游田中时，同州加志加泽邑，名喜平次之男，年十九，患此证，且两足挛急不能行步。投此攻之，二月余能步行，半年余龟背之形渐减。其时余将往东都，故多与丸散汤圆，留之而去。余至东都，侨居京桥南绀街。喜平次又以书请曰："得先生治疗，吾子龟背日减，今所留之药已尽，望再赐药。"余诺之，又作本剂及圆与之，复半岁，前后一年余，痊愈如常人。后门人关宗俊治之病人，亦属此证，其年约四十，又投此方，不及三月而痊愈。

葛根汤

葛根（一钱） 麻黄 大枣 生姜（各七分半） 桂枝 芍药甘草（各五分半）

上七味，以水二盏，煮取六分，顿服。

柴胡汤类方证

一、柴胡汤诸方辨证

柴胡辈，载于《伤寒论》《金匮要略》二书中，凡九方，计有小柴胡汤、大柴胡汤、柴胡加芒硝汤、柴胡去半夏加栝楼根汤、柴胡加龙牡汤、柴胡桂枝干姜汤、柴胡桂枝汤、四逆散、柴胡饮。

或曰："小柴胡汤中加桂枝三两，为柴加桂枝汤，共十方。"

诸方皆以小柴胡汤为基础加减而成。小柴胡汤方后加减法，非古人之意，详于诸家之辨，此不赘述。

柴胡剂所主，以胸胁苦满为据，腹诊家亦皆以此而定其证。然能探微索隐、刻意精研仲景之奥旨者，鲜矣。吾侪小辈，绠短难以汲深，褚小不可怀大，何以能究其玄意深奥？唯其好古之癖不已，朝夕苦思，虽仅唯得一二，亦不能默然，妄以言之，贻笑大方，遂其癖耳，读者恕之。

夫仲景之辨脉证治法，文简而旨邃，含蓄照应，不敢褒贬一词。读者亦当刻苦核其微意，若仿例今文而读之，多失其旨。譬如胸胁苦满，补添一"苦"字者，与下文之心烦喜呕、默默不欲饮食或胸中烦及胸胁痛等证相应，其意含蓄之处，足见所言胸胁满中乃有苦恼烦闷之状。

柴胡证之因，乃伤寒五六日中风，邪气由表入里，水气聚于胸胁，邪气迫之，而致胸胁满，故必见苦恼烦闷。凡柴胡证，曰胸胁满、胸满，无"苦"字者，乃皆以本方正证而省略之故。

近代用古方者甚多，若诊得胸胁满而未加详审明辨，即云有

其柴胡腹状，甚则不辨寒热虚实，岂不叹哉？此吾侪小人所以愤悱不已者也。（辨胸满诸证，详于桂枝去芍药汤证条下）

二、小柴胡汤证图解（附胸胁膨胀证图解）

如图 34 所示，胸胁苦满，或胸胁痞硬，或颈项强者，为小柴胡汤之腹证。

要之，柴胡之腹状，以拘紧为主。两胁肋端，按之有顶指之感，且按之胸中疼痛。虽心下满，按之却不痞硬，深按则有动气应于手，按压胸上可得心烦之状，应掌突突跳动，似有热气内蒸之象。

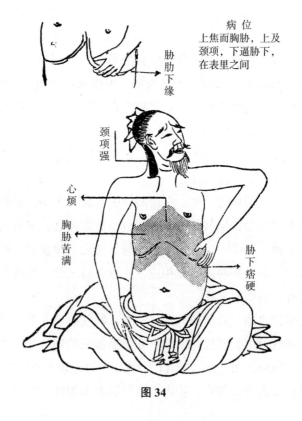

病位
上焦而胸胁，上及颈项，下逼胁下，在表里之间

胁肋下缘

颈项强

心烦

胸胁苦满

胁下痞硬

图 34

若夫外证，虽以寒热往来为主，然随其轻重而不可一定。原文详尽，应熟读之。其方意则以柴胡、半夏相伍，以解热降水；又以黄芩、人参佐之，以清热消痞；生姜、大枣相伍，散饮开胃；又以甘草和之，以缓急迫。柴胡证，病位在胸胁、胁下，其病因为热邪水饮。治宜解之、散之、降之，别无他法。

《伤寒论》曰："伤寒五六日，中风。"

伤寒之邪重，故曰五六日；中风之邪轻，故无日数。

"往来寒热"。

热往寒来，热来寒往，须臾往来交迭，发无定时。

"胸胁苦满，默默不欲饮食"。

胸胁乃里之位，邪气迫之，水饮凝聚，因而苦满。苦即无可奈何之状；满即胀满，默默即不言之谓也。此系热气、水饮壅塞于胸中，精神不爽之故。又因邪气干胃，故见不欲饮食。

"心烦喜呕，或胸中烦而不呕"。

胸乃膈上总称。心者，胸之中央，亦生烦闷。因冲逆，故喜呕。喜呕者，非呕不可之意，且欲吐之。胸中烦，乃胸满发烦，情绪不定，心绪不悦。"或"是不定之辞，以下诸证，可有可无，非其正证也。

"或渴"。

胸胁水多，虽不欲饮，然水少者，亦因热而渴。

"或腹中痛"。

邪气在里，此痛为热痛。

"或胁下痞硬"。

胸满及于胁下而痞硬，若按两胁之肋骨下缘，则有阻碍痞硬之感。此乃本证之关键。

"或心下悸，小便不利"。

心下，乃鸠尾之下。悸者，突突跳动之谓也。此为小便不利，水气内停所致，故曰"心下悸，小便不利"。

"或不渴，身有微热"。

身，指肌肤。微热，言热不在外表，而在肌与肤之间。故谓身热，即同越婢、白虎所谓无大热者，若渴者，则主以石膏，故云"不渴"。

"或咳者"。

水气犯肺，故咳。本条悉具小柴胡汤之正变，其中热与水之多少轻重，概见于此。然若得其主证，则不问其余。例曰"伤寒中风，有柴胡证，但见一证便是，不必悉具"，此之谓也。

案：此方以和解为主，虽非汗吐下剂，若中肯綮，亦可汗出而解，此乃邪在表里之间故也。又，此证有发黄者，即所谓瘀热在里，必发黄也。颈项强，又似表证，当以上述原文别之。

《伤寒论》曰："得病六七日，脉迟浮弱，恶风寒，手足温。"

脉迟浮弱而恶风寒，似属虚寒，虚寒必手足冷，今见其温，故非属虚寒。

"医二三下之，不能食，而胁下满痛，面目及身黄，颈项强，小便难者，与柴胡汤，后必下重。"

此证始恶风寒，法当发汗，不可下之。盖医以其脉迟，而误下之二三度，反致邪气内陷，结于胸胁，阻塞于食道，欲食而不能食，胁下满痛。因瘀热而面目及一身发黄，上部颈项强，下部小便难者，与小柴胡汤，后必下重。颈项强与项背强不同，两耳后下行至缺盆，此不为表，应属里，以其有胁下满、上下不利，故知应属里。

论曰："诸黄，腹痛而呕。"

此亦属胸胁满，腹痛而呕，而发黄色者。

《伤寒论》曰："伤寒四五日，身热恶风，颈项强，胁下满，手足温而渴者，小柴胡汤主之。"

伤寒四五日，邪已入里，而身热恶风。身热并非发热，为肌肤有热，故不恶寒而恶风。颈项强、胁下满，与前证理同。手足温而渴者，此盖外邪不剧，聚于胸胁内之水气不多，故热多寒少，且不呕逆。唯其不呕，是以手足不冷；以其非全属里，是以身热而手足不热。含此两意，故曰"手足温"。其主证为颈项强、胁下满，在病柴胡证之位，故以小柴胡汤主之。

此证一传，便见白虎汤证，庶其审之。大凡明表里，知深浅，辨寒热虚实之疑似，有诊之于舌者。如小柴胡汤证之舌象，当为白苔，此候心胸之热未深之故。

《伤寒论》曰："阳明病，胁下硬满，不大便而呕，舌上白苔者，可与小柴胡汤。上焦得通，津液得下，胃气因和，身濈然汗出而解。"

阳明病，以胃家实为正证。胃家实者，必腹满。今腹不满而胁下硬满，当知其为外证，而非胃实。以其非胃实，故不大便而呕。此因上焦水热气逆，津液不润胃中，而大便不通。舌上白苔，是谓舌上苔现白色，此乃上焦有热及水气之候。若胃家实，必为黄苔。本证虽属阳明而未成胃实，故权且以小柴胡汤治之。盖为补承气之不逮，并非小柴胡汤之主证。柴胡以解上焦之热，通达正气，则津液下入胃中，胃气因和，胃旺以旺，一身濈然汗出而病解，大便亦当自通。

又，妇人正值行经，而罹患邪气；或感邪之后，经水适来。其热入血室而胸胁满，其候当在左胁下。

《伤寒论》曰："妇人中风，七八日续得寒热，发作有时，经水适断者，此为热入血室，其血必结，故如疟状，发作有时，小柴胡汤主之。"

适者，正值其时也。断者，当行而不继。例曰："胸胁下满，如结胸状，谵语者，此为热入血室也。"因此而致胸胁下满，寒热发作有时，以小柴胡汤治之，即随证而治之之意。其血结者，则从胸胁至小腹硬满，故曰如结胸状。妇人血室，位于左小腹，故于左小腹见硬满之象。

又，小柴胡汤之腹痛，即所谓热痛，因邪气迫里所致。其腹痛虽与小建中汤腹痛证疑似，然其治法则有先后缓急之分。况二方证中均有心烦，宜详辨其异同。

《伤寒论》曰："伤寒，阳脉涩，阴脉弦，法当腹中急痛，先与小建中汤，不差者，小柴胡汤主之。"

阴脉、阳脉之说，众口不一，若以腹部和背部而言，似乎欠理。以寸口之脉，言其举按为阴阳，较为贴切。盖阳为气，阴为血。浅按察气之盛衰，谓之阳；深按以察血之虚实，谓之阴。今浅按而滞涩，阳气不能畅达之象；深按而弦紧，阴血不得和缓之候。气血涩滞，脉象弦紧，法当腹中急痛。若此，先与小建中汤试其病差与否。小建中汤乃和气血、缓急迫之方，若方证相符，一服即差。差者，病轻之意。若不差者，不当再服，此乃伤寒之邪迫于里而热痛，属小柴胡汤证。如此试验两方，虽似不明鉴，然小柴胡汤证之腹痛，因属或见症状，姑且随其脉证试用小建中汤，亦古人治病缓急之法也。此条参与前述"或腹中痛"句，其意即详。

又曰："伤寒二三日，心中悸而烦者，小建中汤主之。"

伤寒二三日，当有其表证。心中悸而烦者，并非热迫于里，因邪气外袭，气血内迫，以成此冲逆急迫之状，是以随其证而治以小建中汤。若外邪迫里而烦悸者，非为小建中汤证。所异者，以心中悸为主，烦为旁证。若为里证所致，前所谓伤寒五六日，心烦喜呕，或胸中烦而不呕，或心下悸，小便不利者，为小柴胡汤证。此条虽非论及小柴胡汤证，然就小柴胡汤证以辨其疑似证，故录于此。二方证相似，其方意各别，读者审之。

上述诸论，以详辨小柴胡汤正变之证，且付之愚见，以示初学。虽兼及旁论，然寻其根本则一。读者当细绎前后文理，求其奥旨，以无大错。其余辨小柴胡证者，虽复不少，然皆以推理之，此不赘述。

小柴胡汤方

柴胡（一钱） 黄芩 人参 甘草 生姜 大枣（各四分强）半夏（一钱强）

上以水二盏四分，煮取一盏二分，去滓，重煎，取六分，顿服。

附：胸胁膨胀证图解

如图35所示，不见苦满痞硬，而胸胁膨大，俗称"虾蟆腹"，多见于小儿，即此方证，应以其外形察之。若难辨时，应

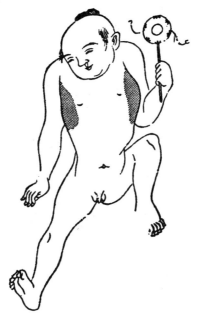

图35 胸胁膨胀图

以指腹横沿肋间侧压而视之，所触之处必痛。

又有似本证而胸部外突者，为大小陷胸汤证，不可误之。又，有胸胁膨胀，胸高突出，两证相合者，先用小柴胡汤，尔后，时以陷胸丸攻之。若仅胸胁膨胀，结实难散者，可选用鹤家减毒丸、知不足斋玉枢丹类治之。

三、大柴胡汤证图解（附三方）

如图 36 所示，胸胁满，心下急，其动应腹底，按之有力，或硬，或呼吸困难、上腹紧而满，或腹痛，或不紧而满痛者，此

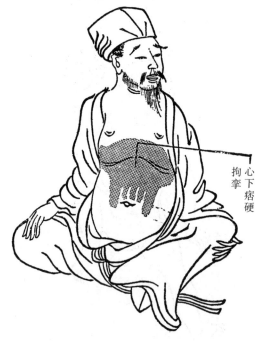

心下痞硬

拘挛

转进之邪　心下见实　呕吐外证　下不可疾
里位而心下为正候

图 36

属大柴胡汤之腹证。

大柴胡汤，乃小柴胡汤去人参、甘草，加芍药、枳实、大黄，增生姜之量而成，其病情腹状较小柴胡证为甚，故称大柴胡。就其方意而析之，谓心下急或痞硬者，为内实之渐也。水气尚停于胃外，故而呕不止。于小柴胡汤中之柴胡、半夏、黄芩、生姜、大枣不变，更稍加作用于阳明之枳实、大黄，以达内外。其加芍药者，是为缓其满痛、拘急之用。

《伤寒论》曰："太阳病，过经十余日，反二三下之，后四五日，柴胡证仍在者，先与小柴胡汤。"

"过经"之"经"，即经络也。过十二日，故名曰过十余日。过者，经历之意。至十日以上，疼痛不变，故有过去之意。日数虽久，亦当随证治之。已过之日，不只一次，反二三下之，是反其治也。下之后，又过四五日，若柴胡证仍在者，不必拘泥于日数，当据其证，先与小柴胡汤，其病即去。"仍"者，即与未误下之前证候相同，仍为柴胡证之意。

"呕不止，心下急，郁郁微烦者，未欲解也。与大柴胡汤，下之则愈。"

始见之呕，与小柴胡汤，仍不止，而心下急；始见之心烦，转为郁郁微烦，即与小柴胡汤，仍不解也。其心下急，烦而微者，乃内实之候也，若不下则难愈。然则仍呕不止者，并非承气之证，仍为柴胡证，故于柴胡方中加枳实、大黄，下之则愈。呕不止者，增生姜之量，呕烦即前述之小柴胡汤证。大柴胡汤谓"与"，而不谓"主之"，以示若属真内实者，后当以承气治之。然而此属太阳之缓病，不耐其峻攻，下之则愈，故略加枳实、大黄。又案：读此论，应知若属胃实轻证，纵下之亦无益。又，大柴胡汤腹证，已及于心下，当与结胸证别之。

《伤寒论》曰："伤寒十余日，热结在里，复往来寒热者，与大柴胡汤。但结胸而无大热者，此为水结在胸胁也，但头微汗出者，大陷胸汤主之。"

伤寒十余日，热结在里，其病渐进，十余日为其约数也。若成结胸，其热沉伏而不得外出，此病之前发往来寒热，虽则一旦热止，热结在里，而又往来寒热复如前者，以其非真热结。即使热结心下，但以证互察而别之，与大柴胡汤，其或愈，或成结胸，比较验之即可明矣。

"但结胸，无大热者"一句，为错简，与下之"但头微汗出者"一句易之，其他可通。但头微汗出者，虽似热结，但非结热。尚若有冲逆之候，此乃水结在胸胁，非结热也。但结胸，心下硬满而表无大热，沉伏于里者，始成结胸，大陷胸汤主之。然则复往来寒热者，是结于心下，似结胸而非真结胸，故当细辨大柴胡、大陷胸二证。然此证以大柴胡汤不解时，是否成真结胸，应据证而辨之。此热结在里，虽非明言其位，但推而应知当在心下。

又，大柴胡汤证，虽以心下急、不大便为主，然应其变，亦有用于下利者。所谓疫邪或痢病等亦常有之，乃因邪气迫里，水气内趋所致。

《伤寒论》曰："伤寒发热，汗出不解，心下痞硬，呕吐下利者，大柴胡汤主之。"

伤寒之发热，以其表证而治当发汗，汗出当解而不解，反心下痞、按之硬者，似结热。热结者不当见呕，亦不应下利。今见此二证者，乃因邪热迫于胃口，水饮趋于胃中。然则以其邪尚在胃外，水气积于胸胁，故见呃逆、呕吐。是故尽管下利，仍用大柴胡汤，以泻其内外之邪热。其腹证，虽见心下痞硬，若非发热、呕吐、下利者，反不用下剂，可见古人诊察之慎密也。

证曰："按之心下满痛者，此为实也，大柴胡汤主之。"

此文载于《金匮》"腹满寒疝下利病篇",虽未言外证,但因按之满痛,故知其虚实。于此可见,前述诸证,诊其心下,亦应如此。

又案:《金匮要略》曰:"病者腹满,按之不痛为虚,痛者为实,下之可也。舌黄未下者,下之黄自去。"又曰:"腹满时减,复如故,此为寒,当与温药。"此乃诊寒热虚实之法也。凡大柴胡汤,虽有腹满之状,而以心下满为主,非全腹满,但上腹微满,至心下甚,且腹底硬而有力,按之有憋闷之感。

总观前数条,曰"心下急",曰"热结在里",曰"心下痞硬",曰"心下满痛",并言大柴胡汤之腹状者,当互文见义。以其因外邪侵袭,自往来寒热、胸胁苦满、心烦喜呕等证,当并取之,与腹证互参。由疫邪而来者,即见往来寒热、胸胁苦满、口苦、舌苔薄白、耳少聋、脉弦数者,与小柴胡汤;往来寒热、口干、舌苔白厚或微黄、间有谵语、心下痞、便秘、脉洪实或沉实或弦数者,与大柴胡汤。若为病缓者,不可见此证。《金匮》只举其腹证而辨其虚实,腹诊之要,于斯可知。

或曰:肝积,心下痞满,腹满拘紧,腹底动甚,任脉所行之处疼痛者,应分别此方、半夏泻心汤、白虎加黄连汤之证。余谓桃核承气汤证亦可列入,以辨其疑似。

大柴胡汤方

柴胡(一钱) 黄芩 芍药 大枣(各四分) 半夏(一钱一分) 枳实(五分强) 生姜(六分强) 大黄(三分弱)

上方与小柴胡汤同。传云:"大柴胡证,下利者去大黄。"

附方

大柴胡加苏木木通汤

于大柴胡汤方中,加苏木、木通二味,主治两目生赤、干涩、疼痛而羞明者。

大柴胡加甘草汤

于本方加甘草，主治周身丰满、膨胀者。

大柴胡加石膏汤

于大柴胡汤方中加石膏，主治头发脱落及齿痛。

余案：上附三方，虽出于名家之经验，若不辨其证，则无效。但余亦有一二经验，故附记三方于此。

四、大柴胡汤证、甘草干姜汤证相合图解

如图 37 所示，为二方相合者。前图所言大柴胡汤，胸胁苦满、腹实满。若比较二方之证，则大柴胡汤之毒最深，甘草干姜汤虽在胸中为浅，但先自上序治疗，后用大柴胡汤。大柴胡汤之

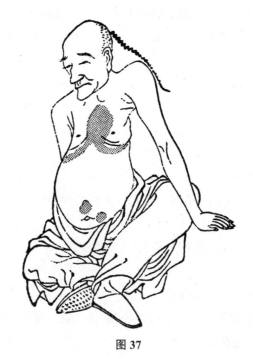

图 37

论，详见于前。

甘草干姜汤证：胸中烦躁急迫，时吐痰涎，小便不利。世俗称"夜尿"，多为此证。亦可考虑八味丸证。

甘草干姜汤

甘草（四两，炙）　干姜（二两，炮）

上㕮咀，以水三升，煮取一升五合，去滓，分温再服。

五、柴胡加芒硝汤证图解

如图 38 所示，胸胁苦满，如立二大竹，按之坚，此坚块也，故加芒硝，芒硝软坚毒也。然世不明腹诊，以为小建中汤，或作芍药之拘挛证，大误也。

和久田寅以为，如立二大竹非柴胡加芒硝汤腹证，唯柴胡汤

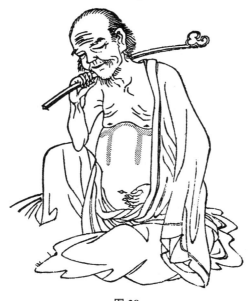

图38

证而发潮热者乃柴胡加芒硝汤证也。而此方亦有大、小柴胡之异论，《伤寒论》载小柴胡汤，然据论中"潮热者，实也"，又似于大柴胡汤中加芒硝益佳。或曰：小柴胡汤证，心胁之水气欲解者，于小柴胡汤中加硝石。硝石乃火焰硝，有利水之功。亦一说也。

论曰："伤寒十三日，不解，胸胁满而呕，日晡所发潮热，已而微利者，此本为柴胡证，虽下之而不得利，今反利者，知医以丸药下之，非其治也。"

伤寒十三日不解，内实腹满，仍胸胁满而呕者，外证也。然而不往来寒热，日晡所发潮热，又似内实之机。发潮热者，当大便不通。由发潮热已而微利者，此病本柴胡证，若近内实，虽下之亦不为利，今反利者，非以汤药下之，乃医以丸药下之故也。凡热实者，当以汤药下之。若以丸药下之，非其治也。潮热者，内实也。然尚有外证者，当先解其外，后攻其内为顺。解外宜小柴胡汤，攻内，柴胡加芒硝汤主之。内实者，当与承气汤，而此证仅见潮热内实之机，而偏于柴胡证，故用柴胡加芒硝汤，以亦略兼承气之意。

原文曰："虽下之，不得利。"

下之，当与大柴胡汤。大柴胡汤中大黄量少，故用于有内实之机者，而不下利。然则后以柴胡加芒硝汤，抑或大柴胡汤主之。先之所以不得下利，发潮热，乃因未合用大黄、芒硝，故不能攻其实。或曰："大柴胡腹状，脐上动气，愈按愈强，故加芒硝。"稻叶翁所谓立二大竹者，不可作为柴胡加芒硝汤证。

小建中汤之腹证，拘挛急迫，如张数绳，其说详见该方证条下。此证有嫌芒硝之味酸而拒服药者，故至如斯。大率从本方兼服鹤家之鹤丸，每夜一盏，有效。

《伤寒论》中大小柴胡汤及其加减方共七首，柴胡加龙骨牡蛎另述，不在此论，其他于此无图。三柴胡汤亦同，皆以胸胁苦满为主，故略之。所余渴而不呕者，柴胡去半夏加瓜蒌汤；上冲而稍拘挛者，柴胡桂枝汤；渴而不呕，无痞硬，腹中动者，柴胡桂枝干姜汤证。

余游历诸州，疗众病人，柴胡证多至十之六七。医者若熟知腹证，则用而有效。

六、柴胡桂枝干姜汤证图解（附二方）

如图 39 所示，胸胁满，脐上心下动气甚，虚里亦动而应之，心烦冲逆、口舌干燥而渴、不呕者，乃柴胡桂枝干姜汤之证。

或曰：左胁下结聚，虚里动甚，腹中动，应于脐右侧，小腹微结者，乃本方之腹证也。

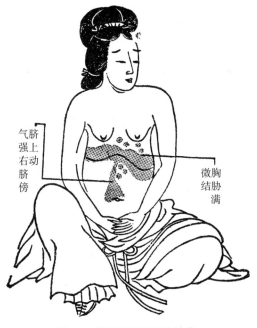

气脐强上右动脐傍

微胸结胁满

图39　表里间而候在胸胁腹

此方虽由小柴胡汤化裁而成，然其方意颇殊。所异者，本方以花粉代半夏。半夏与花粉，其治相反，半夏祛痰燥湿，治寒饮呕吐，而花粉则润燥解渴、清解虚热。此证无水气，故渴而不呕，加桂枝和解肌表。肌表不和，其气上冲，动气亢激，故加牡蛎。以干姜代生姜，颇具温散之意。方虽以解上焦邪热为主，然亦兼温下焦之寒，意在治寒疟。

《伤寒论》曰："伤寒五六日，已发汗而复下之。"

伤寒五六日，固当从柴胡治之，以其发汗不解而又下之，皆不得其治，是以内外津液之脱而邪气仍在，故又增枯竭、冲逆之证。

"胸胁满，微结，小便不利，渴而不呕。"

胸胁满，为伤寒五六日必见之证。微结，为邪气凝结于胁下。"小便不利，渴而不呕"，乃因汗下津液亡脱。此渴乃津液枯竭，故用花粉而不用石膏，以其花粉不治实热之渴，而治津亏之渴故也。

"但头汗出，往来寒热，心烦者，此为未解也，柴胡桂枝干姜汤主之。"

因汗下而亡津液，虽微结，但不结胸。虽迫于里，亦非内实，却致阳气衰弱而生冲逆，故小便不利、但头汗出。而往来寒热、心烦之证，与胸胁满、微结照应，为伤寒之邪尚未得解。故其方以柴胡为主，其所佐之药，不在于逐水，而在于润燥和气、镇动降逆、温寒回阳。

《金匮要略》曰："治疟，寒多热微，或但寒而不热。"

此恐为《外台》之文，故其证不赅备。疟乃寒热发作有时之病，治寒以干姜，此与白虎加桂枝汤证相反。然不得柴胡证之腹状，属妄用。

案：此方流行于近世诸医家中，凡见病人胸胁满、腹中动气者，辄用此方，多不审其表里虚实，宜乎其效不著，学者思焉。

附方：

柴胡去半夏加栝楼根汤

若小柴胡汤证，渴而不呕者，乃柴胡去半夏加栝楼根汤之证。加减二味之意，与前方略同。

证曰："治疟病发渴者，亦治劳疟。"

此亦属《外台》之文，故其证不详，但就其原方加减，可审其方意。劳疟，为因疟久不差而疲劳者，亦不当无渴证。或曰："治疟，此方合牡蛎汤有效。"

柴胡加桂枝汤

若小柴胡汤证，表证不去者，合桂枝汤为柴胡加桂枝汤。

或曰：柴胡加桂枝汤，于小柴胡汤中加桂枝三两。此方当称柴胡桂枝汤。

《伤寒论》曰："伤寒六七日，发热微恶寒，支节烦疼。"

伤寒六七日，表证入里，往来寒热，胸胁苦满。然有此诸证者，虽微恶寒，仍属表证。

"微呕，心下支结，外证未去者，柴胡桂枝汤主之。"

支，支撑之意。支结于心下，非为结胸，为内实之渐。微呕，为水气少也。此虽似可下之证，然发热、微恶寒、支节烦疼之外证未去者，不可下之；又以其微呕、支结，不全属表证，故二方相合，表里兼治。

把表证称作外证，以其外对内而言。内外之意，与表里相通，故曰外证。心下支结者，为内实之渐。内者，胃内也；外者，从胃外至表之统称也。

或曰："心下支结，是心下空，上中脘傍支撑不适。"

此胃之位而似内实。

以上三方，其去半夏加栝楼根汤，由《外台》补入，其余二方皆在《伤寒论》"太阳篇"论之。通观前后承接之意，皆为辨结胸疑似之证，故以其胸胁满、微结、心下支结相接应。若欲知其全意，当于原书中细审之。

柴胡桂枝干姜汤方

柴胡（半斤） 桂枝（三两，去皮） 干姜（三两）栝楼根（四两） 黄芩（三两） 牡蛎（三两，熬） 甘草（二两，炙）

上七味，以水一斗二升，煮取六升，去滓，再煎，取三升，温服一升，日三服。初服微烦，复服汗出便愈。

柴胡去半夏加栝楼根汤

柴胡（半斤） 黄芩（三两） 人参 甘草 生姜（各三两）栝楼根（四两） 大枣（十三枚）

上七味，以水一斗二升，煮取六升，去滓，再煎，取三升，温服一升，日三服。

七、柴胡加龙骨牡蛎汤证图解

如图 40 所示，胸胁满，脐上下动气甚，胸中忐忑不安，因而心烦惊狂者，为柴胡加龙骨牡蛎汤之证。

此方与柴胡桂枝干姜汤相较，此方无寒证，多水气。凡腹中动气甚而烦惊者，多为水气之候。

《伤寒论》曰："伤寒八九日，下之，胸满烦惊，小便不利，谵语，一身尽重，不可转侧者，柴胡加龙骨牡蛎汤主之。"

伤寒八九日，未成内实而下之，遂致内热躁扰、胸满、心烦、惊狂、冲逆而小便不利，热入于里而谵语。以其水气不去，故一身悉肿；又因其有外邪，故不可转侧。其病尚在柴胡证之位，故与原方加镇惊利水之药，仍以解热为主。

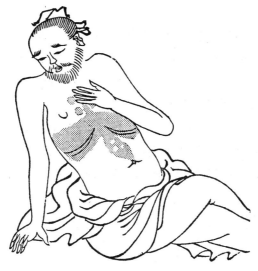

图 40　部位胸胁而候及脐上

案：此方，诸家说法不一，或曰此方系小柴胡汤加龙骨、牡蛎，或曰大柴胡汤加龙骨、牡蛎。今载于《伤寒论》及《金匮》中十一味之柴胡加龙骨牡蛎汤，却舍而不用。其说皆依方名，若以他方例而言之，虽非无所依，然亦不足凭信。将何以定之而得其方乎？然依原文小便不利、谵语、身重等证而论，茯苓、桂枝、大黄似无不可，且余常用之而有效验，复何疑哉？大小柴胡汤随证加用龙骨、牡蛎，此虽不足征，然亦不可厚非。

或曰：妇人兼瘀血，动气甚，大便不通，心志不安者，大柴胡汤加龙骨牡蛎有效。愚曰：不论男女，凡动气甚，胸满、便秘、心志不安者，用《金匮要略》之方，屡屡获效。

柴胡加龙骨牡蛎汤方

半夏（二合）　大枣（六枚）　柴胡（四两）　人参（一两半）龙骨（一两半）　铅丹（一两半）　桂枝（一两半，去皮）　茯苓（一两半）　大黄（二两）　牡蛎（一两半，煅）　黄芩　生姜（各

一两半）

上十二味，以水八升，煮取四升，内大黄切如棋子，更煮一二沸，去滓，温服一升。

八、四逆散证图解

如图41所示，胸下左右、心下或胸下之傍皆实满，犹大柴胡汤之腹证，胸满而实，逆满，苦痛亦甚，心下痞硬者，多属本证。

凡病此证或大柴胡汤证者，无不伴有他证。凡治难症重病，攻一证之毒时，必变现诸证。其方法赅备，故与古人方法大同小异者多。

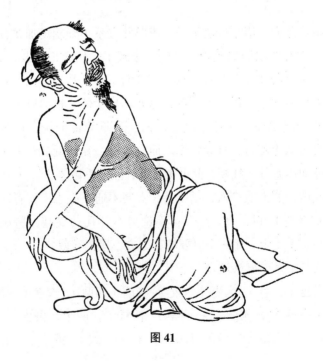

图41

或胸胁苦满、胁下挛急者，亦属四逆散腹证。

此方，近时京师名医巨擘试之多效，加减一二味，为治痞积家之通剂。盖柴胡、枳实解胸胁之痞满，芍药、甘草和胸腹之拘挛，兼有动气者加牡蛎，兼有疝气者加刘寄奴。愚谓此方专主胸胁痞满、挛急，虽无逐水、祛寒、复厥、温阳之意，但其方名"四逆"，且附于少阴篇，其意颇为难解，姑且记之，俟后世明贤发明之。

《伤寒论》曰："少阴病，四逆，其人或咳，或悸，或小便不利，或腹中痛，或泄利下重者，四逆散主之。"

愚按："少阴病，四逆"之下，似有缺文。凡《伤寒论》中言病证者，必先举其主证，后及旁证，如小柴胡汤证即如是。此文但曰"四逆"，继举其旁证，其义不详，必缺脱也。且其中"或咳，或悸，或小便不利，或泄利下重"之证，乃水气之变，而本方无治水气之意。加减法固然非属正文，故本方不当取，姑且存疑，以待后人明辨。

愚近览清人周士祢之《婴儿论》，其书所作，拟于《伤寒论》《金匮要略》，多用古方，载此方曰："病态随时变动，假令朝剧暮安，胸胁挛急，剧时则四肢厥冷，此为痛厥，四逆散主之。"其方作散剂，或和胶饴为丹服之。此论详述四逆散证，四逆散乃急迫之证也。

附：

柴胡饮子，该方载于《金匮》杂病中，其文不古，恐为后人附录。所谓退五脏之虚热及四肢加减之法，大悖仲景"随证治之"之旨。且吾辈用之而尚无验者，故暂缺其论。（一方治虚实潮作，地骨皮散：柴胡、知母、炙甘草、人参、地骨皮、茯苓、半夏，等分，为散，每帖二钱，生姜五片，以水一盏，煎取八分，饭后服。）

门人上源家甫曰："此方以治有小柴胡汤证而自汗出者有效。"

四逆散方

柴胡　芍药　甘草　枳实（各一钱）

上四味，以水二盏，煮取七分。

栀子豉汤类方证

一、栀子豉汤证虚实辨

夫为医者，无一不言虚实。以羸弱者为虚，强健者为实，非医所论也，仅从外观之，不能辨其虚实。医所谓虚实者，如《内经》所云："邪之所凑，其气必虚。"又云："邪气盛则实，精气夺则虚。"邪气所凑，胸满、腹满、心下、胁下痞硬之类，皆按之硬者，名为实。夫精气夺者，必虚，故病实者则正气虚衰。医者治病，虽见正气虚，但邪气实者则先攻其邪气，邪去则正气自复。故《内经》又曰："攻病以毒药，养精以谷肉果菜。"

但人有禀赋强弱、阴阳虚实，不可一例。故发汗、吐、下后，有变发诸证者，亦备其变。但经汗、吐、下者，非为误也。何以言之？以汗、吐、下为攻邪之术，邪不独去，并伤津液，于是邪尚未全去，正气已先虚，以药不能应其变化之故。

对此，又在命名病证时，有以虚命之者。虽则以虚命之，其所指为正气虚。虽则以正气虚命名病证，但如后世所说，而以补虚之法不能治。故只应完全随证处方，其言虚言实者，皆从诊察所得情况，命名病症，不可臆度。

《金匮要略》云："下利后更烦，按之心下濡者，为虚烦也。"

此烦，虽犹邪气所致，但按心下濡而无物，以非实烦，故命

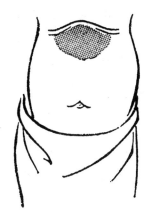

心下痞，按之硬者，为实；又心下硬，动气居之，脐下脱者，为大虚

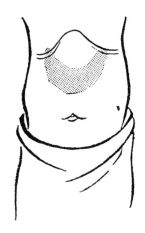

心下痞，按之濡者，为虚；亦有按之濡软如絮者，又按之痞而渐散者，为水气

图 42

之曰"虚烦"。

又云："虚者乃愈，实者三日复发。"

此言虚实者，亦在于按之心下痞坚与否，审其情形而命之。

前述两条，一虚为病尚存，一虚为病乃愈，亦在于审其病证也。其他如命名虚劳者，亦与虚烦同例。病有外形不足，肌肉瘦削、颜面色薄、烦热、疲倦，名之曰虚劳，作为病证名称而已。然则如《医断》所说，疾病以实为最多，不可拘于"虚则补之，实则泻之"之说。而论病证虚实时，亦据其按诊情况，审察其证情。故栀子豉汤证以虚烦名之者，亦应以按诊腹证为准则。既名之以虚烦，岂可再行攻下，不得以实邪烦躁为例。若误用攻下，则致害不能救。此乃至理明言。

华佗曰："病虚烦有热者，与伤寒相似，然不恶寒，身不疼痛，故知非伤寒；不发汗，不头痛，脉不紧数，故知非里实，不可下之。如此内外皆不可攻，然医若强攻之，遂损竭，必死。"

应用古方者，当知此意。

二、栀子豉汤证图解（附七方）

如图 43 所示，邪在心胸结聚，以指探按骨间则痛，心下从剑突下至脐上之间，按之濡弱空而无物，若按之腹底，则郁闷不可奈者，显属栀子豉汤证。且见胸中烦热不得眠，剧者烦闷不安，反覆颠倒，心中懊侬，或身热、手足温，或胸中窒而不能食，或结痛。因邪聚于心胸而致烦，以虚烦名之者，大凡病邪入里，心烦者，若询其心下，必痞满，或虽按之濡，但按至腹底必郁闷。大黄黄连泻心汤亦如此。

若不然，按之必硬，或痛者，皆实邪致烦，其治法或柴胡辈，或调胃承气；其剧者，大陷胸汤，或泻心辈。大率实邪在胁下、心下者，以其实证表现为依据。此类之烦，不得以虚烦名之。

栀子豉汤证，热之所结，在于心胸，而心下无物。候心胸之烦者，必察其心下，以心下虚实而辨证。其病本在胸中，应以其窒塞或结痛而断定之。

以上所言，为其剧者。其虽不剧者，但因邪已结聚于心胸骨间，触按之则痛，虽不见心下濡弱，亦属栀子豉汤证。

二编"桂枝加黄芪汤"下，论述颇详，参互阅之，其意自明。

有世所谓噎膈者，亦见胸中窒，可用此方，开胸间郁结。其他如虚人老弱之辈，正气不足者，误用汗、下之剂，心胸结滞而烦闷，不思饮食，成坏证者，亦可斟酌应用此方。有憎恶药味而不愿服饮者，一般亦因兼有本证所致。应用本方，其心胸结热完全消散时，则不复憎恶药气，此亦不可不知。

《伤寒论》云："发汗、吐、下后，虚烦不得眠，若剧者，必反复颠倒，心中懊恼，栀子豉汤主之。"

于"发汗、吐、下"之间，不插入"若"字者，为汗、吐、

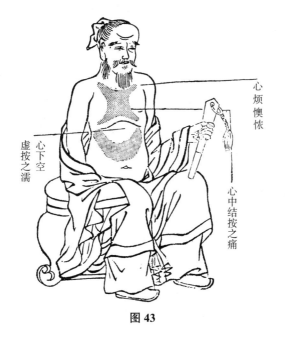

心烦懊恼

虚按之濡　心下空

心中结按之痛

图43

下三法曾皆施之，而致此证。此言剧证者，可知为汗、吐、下三法并施之后所致也。

虚烦治法，前文业已详述。

反覆，即脸朝下；颠倒，即头朝下。此乃心中懊忱，不得安卧之象。懊，于刀切。忱，奴刀切。懊为心乱，忱为痛悔。扬子《方言》云："愁恚愦愦，毒不发谓之氐惆。"郭璞注曰："氐惆者，犹懊忱也。"又曰："饮毒药，懑，谓之氐惆，亦谓之愍犹。"斋中："言瞑眩也。"综观诸说，懊忱为胸中闷热不舒，欲呕不呕，不可名状。此由汗吐下后，当外发之阳气，反而内陷，郁结胸中，迷乱而不消散，故以栀子豉汤巧治心中郁热。

"发汗若下之，而烦热、胸中窒者，栀子豉汤主之。"

此证或发汗，或下之，非因汗、吐、下并施，不似前证为重。但觉胸中烦热、窒塞。窒者，胸腔堵塞，似不能容物，觉有食物之类堵塞。此亦为热邪郁结心胸所致。

"伤寒五六日，大下后，身热不去，心中结痛者，未欲解也，栀子豉汤主之。"

伤寒五六日，心胸有热，大下之，亡津液，水气去，热独留，身热不去，心中结痛者，此虽下之，其热未欲解也。

然则水气消散，热邪独留，郁结心中而疼痛。虽言心中郁结，然必心下濡弱不硬，此以无水气，故不致结胸实证，却致结痛，又与前证同理。

"阳明病，脉浮而紧，咽燥口苦，腹满而喘，发热汗出，不恶寒，反恶热，身重。若发汗则躁，心愦愦，反谵语；若加烧针，必怵惕、烦躁不得眠；若下之，则心中懊忱，舌上苔者，栀子豉汤主之。"

阳明病，为实热结于胃中，其脉迟则为正候。今脉浮而紧，非为结实之候，却有热邪外出之势，故不直言脉浮紧，却插入

"而"字。本条所述，脉应沉迟，却见浮数而紧、咽燥、口苦，为胸中有热之候。腹满而喘者，虽似大承气汤证，但彼为胃中已成热结，而心下又有水气，故有腹满而喘、短气，而无咽燥、口苦之象。此证以有咽燥、口苦而无短气之征，当知其热之所在，位置有上下之差。"发热汗出，不恶寒"，大承气汤证虽有汗出，但不恶寒，有潮热，潮热为胃实之候。此证非为胃实，故但发热汗出，且本非太阳表证，故虽发热汗出，又不恶寒，反恶热。恶热为憎恶温热之物、欲去衣被、常思裸体之类。身重，亦属阳明证，虽热结在胃，但以腹满身重，和承气汤证同候。

此证不宜发汗，待发渴时用白虎汤，以除其内热。然若以脉浮紧，误用发汗则亡津液，心中热势愈重，咽燥越甚，则见心中愦愦然，反致谵语而病不愈。若加烧针，迫使汗出，而致惊动，必怵惕、烦躁不得眠。若下之，以胃中空虚，心中之热尚且不除，心烦懊忱，舌上生苔者，与前述同样为栀子豉汤证。

"阳明病，下之，其外有热，手足温，不结胸，心中懊忱，饥不能食，但头汗出者，栀子豉汤主之。"

阳明病，下之，其外有热，且手足不厥逆而自温，心下硬满，不成结胸，心中懊忱，饥不能食，胸中窒塞不能食，气上冲，但头汗出者，非为实热，故以栀子豉汤主之。此以大陷胸汤证亦有心中懊忱，故曰"不结胸"，以辨其疑似之证。又，厥阴病亦有心中疼热、饥不欲食之症，但彼为四肢厥逆而心中疼热，腹中虽饥而不欲食，此乃以手足温，与其有别。大凡栀子豉汤证，仅为心中疼热，邪气郁结，而无水气，且无虚寒之候。

"下利后更烦，按之心下濡者，为虚烦，栀子豉汤主之。"

此则自下利后，更加心烦，按之心下濡而无物，故名为虚烦，须知此即为栀子豉汤腹证。

通观以上诸条，汗吐下后，津液燥而纯热之邪郁结于心中，轻者心烦，重者懊恼、结滞，外有身热，手足温而不厥逆，为本方主症。

栀子甘草豉汤、栀子生姜豉汤、枳实栀子豉汤

"若少气者，栀子甘草豉汤主之。"

少气，即呼吸困难，断断续续，和短气不同。短气为呼吸急促，有力而短；少气为吃力紧迫之征，故加甘草。

"若呕者，栀子生姜豉汤主之。"

此非津液枯竭，而由气逆致呕，故加以生姜和胃止呕。

若胸中痞满者，于栀子豉汤中加枳实，名枳实栀子豉汤。

《伤寒论》云："大病差后，劳复者，枳实栀子豉汤主之。"

此条有病因，无症状。因大病差后，余热未尽，因劳而复，见心中结痛、懊恼、痞满等症，故以例用枳实栀子豉汤。

栀子大黄豉汤

若发黄者，更加大黄，名栀子大黄豉汤，即于枳实栀子豉汤中加入大黄。

《金匮要略》云："酒黄疸，心中懊恼或热痛，栀子大黄豉汤主之。"

酒黄疸者，为嗜酒之人，酒毒郁滞而生热，因而发黄，此必胃中有宿毒，故加大黄以利之。

栀子干姜汤

《伤寒论》曰："伤寒，医以丸药大下之，身热不去，微烦者，栀子干姜汤主之。"

此乃伤寒，医误以丸药大下之，水气去而身热仍在，微有烦躁，而不见反复颠倒、心中懊恼等重症。此虽热邪不去，但烦躁微而不甚，故以干姜温中，以栀子清解心中之热。

栀子柏皮汤证

《伤寒论》云："伤寒，身黄，发热者，栀子柏皮汤主之。"

此证但发热而不恶寒，心烦，柏皮亦可清热，《本草》云其"主胃肠中结热"。此方用于黄疸发热、心烦而不可下者，本方尚可用于口舌之病。

茵陈蒿汤

茵陈蒿汤主治发黄，腹微满，小便不利，或渴，或大便硬者。

《伤寒论》云："阳明病，发热汗出者，不能发黄。但头汗出，身无汗，剂颈而还，小便不利，渴饮水浆者，身必发黄，茵陈蒿汤主之。"

阳明病为实热，因发热汗出，则水气不得瘀滞，而不能发黄。但头汗出，身无汗，只从颈以上有汗，加之小便不利，其热与水气互结而成瘀热，虽不出汗，水气不去，却渴饮水浆。如此其热邪熏蒸，不得外散，必然发黄。茵陈除瘀热，栀子清心胸之热而除烦，伍以大黄，自大便泻下瘀热同时，小便亦得自利，病可痊愈。"剂颈而还"，其义未详。有云："剂者，齐也，齐颈而还，由颈而下不出汗。"瘀为壅滞之意。

"伤寒七八日，身黄如橘子色，小便不利，腹微满者，茵陈蒿汤主之。"

伤寒七八日，为热邪及里之时，与水气相结而成瘀热，身发黄如橘子色，小便不利，腹微满者，里有水气之候。此证又以不汗出、不渴，故致黄色颇深，如橘子色。

此方尚可用于口舌热疮，以及齿龈肿痛属热者，或眼目疼痛等证。

附：

陆奥仙台之松川世德氏，善用古方。余昔游历时，曾录其治验，成书而阅之，颇受启发。其中有栀子豉汤证治验案数条，以世医不知，而颇奇之，录之于后，以示同道，参考前论及图解，以思其意。

世德名进修喜三太，世德为其字，游历时客死于下毛足利学校。余悯其声名湮灭，故附录于此。

松川世德栀子豉汤证治验

邑民金五郎妻，年二十五，下血数日，身体倦怠，心烦微热，服药罔效。予与本方二帖，下血减半。妇人喜而乞药，与上方数帖全愈。

岳母某君，因跌仆而损伤腰部，近日下血，小腹微痛，服药无效。余以为跌仆惊惕所致，乃进本方数帖而痊愈。

伴藏之妻，产后下血过多，忽唇舌色白，气陷如眠，脉搏似有若无，几频于死。乃作荐嗅苦酒，于本方中加甘草与之，半时许尽服五六帖，忽如久睡方醒，豁然病愈。

月洞老之妃，年七十余，鼻衄过多，与诸止衄方无效。予问其状，颇有胸烦之候，因作本方与之，四五日后来谢曰：服方后立止。

柳皋田长助，年八十许，一日鼻衄过多，郁冒恍惚，乃与本方而愈。

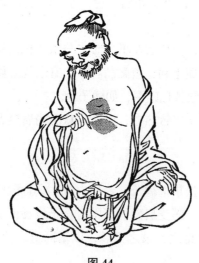

图 44

松川邑兵藏，便血数日，虽服药渐愈，但身体无色，面部及两脚浮肿，心中烦悸，头微痛，时时呕，寸口脉微。与本方加生姜而愈。

某妇人，年二十五六，稍动作即心中悸而下血，病发则寻医乞药。以余不亲诊之，固辞不已，因附之以本方三帖。数日后，遣一仆来告曰：服良方已痊愈。

一老人冒风，发寒热，使服发表之剂，下利数行，饮食不进，疲倦怠甚。与本方，利止，食进，病愈康复如常。

上述治验，亦皆得之以心胸之诊，宜与图解合并思之。

栀子豉汤方

山栀子（六分）　香豉（一钱九分）

上二味，以水一盏二分，先煮山栀子，取七分，去滓，纳香豉，煮取四分，顿服之。

泻心汤类方证

一、大黄黄连泻心汤证图解（附三方及辨心烦诸证）

如图44所示，心下痞，觉有一物，以手按之濡软，散之无物，两傍无支结之感，但觉心下痞者，为大黄黄连泻心汤证。

此虽似栀子豉汤证按之濡，但栀子豉汤证不觉心下痞，且其濡者，殊为濡弱，如按棉絮，心中结痛或窒塞者，已论辨如前栀子豉汤证中。本方证为自觉痞满，虽按之不硬，但不甚濡弱，深按至腹底有凝结者，为与栀子豉汤证不同之处。

《伤寒论》云："太阳病，医发汗，遂发热恶寒，因复下之。"

案：此下有"心下痞云云，手足温者易愈"四十三字，文辞不古，为后人所掺入，故删去。

"心下痞，按之濡，其脉关上浮者，大黄黄连泻心汤主之。"

太阳病，医虽发汗不解，遂发热恶寒，因复下之，表里水气俱去，血气独迫于心胸而致痞，虽自觉其痞满，但按之不硬，其脉浮者，宜攻其痞。"关上"二字，亦后人插入，应删之。古脉象不分寸关尺，全谓之寸口。盖以关脉候中焦部位，以其心下痞而不硬，而见其所应部位，关上之脉但浮。然此说与别条文意不符，应属后人掺入。

"伤寒大下后，复发汗，心下痞，恶寒者，表未解也，不可攻痞，当先解表，表解乃可攻痞。解表宜桂枝汤，攻痞宜大黄黄连泻心汤。"

此为伤寒之邪，大下之后，又发汗，水气去而见心下痞，仍恶寒者，此恶寒为表证未解。表未解者，不可攻痞，故以桂枝汤解表。恶寒止后，可用泻心汤。伤寒恶寒，虽本非桂枝汤所主治，以此前曾一度发汗，邪势颇减，故用桂枝汤和解之。此为一时权宜而施用之，故曰"宜"。

大黄黄连泻心汤可用于癫痫、惊痫，又解河豚之毒。

"心下痞，而复恶寒、汗出者，附子泻心汤主之。"

太阳病，发热恶寒，因下之而恶寒止，心下痞，若仍如前恶寒者，非表证恶寒，为下后所致之虚寒，故加附子以温下焦。

案：此方即前方加附子，然此方有黄芩，前方无黄芩，今据方名，应以无黄芩为是，而此方亦不当有黄芩。或云：黄芩治痞，应以有黄芩为是。然未确据，姑存疑待考。

"三黄泻心汤，治心气不定，心下痞。"

不定，为觉心中扑通扑通跳动，胸中窒塞不平静，若以手按之，反不如感觉样跳动厉害。本证亦为气血有热，故有吐血、衄血等证，或有下血、便血等证，或有狂乱证，此皆由心气不定所致。或血气上冲而眼目红赤生翳，或头项肿热、口舌热、疮疔痈疖热痛、气疾积聚之心悸惊烦、产后血崩、便秘、脉数、心下痞硬、冲逆、面赤等，或小儿丹毒、一切积热、血热、血气上冲而心烦悸、天行下痢脓血等，总之，以心下痞、心中烦悸不定为依据，辨证施用。

《金匮要略》云："心气不定，吐血衄血者，泻心汤主之。"

原"心气不定"作"心气不足"，非也，今从《千金方》改之。泻心，为泻心中血热之义。心主血，血赖阳气循环周身，阳气有余，则血上逆涌出，故致吐血衄血。是以心气飘摇不定，常觉通通跳而不平静，或惊悸忧虑，甚则发狂，谓之心气不定。不定者，摇动不稳定之谓。

《金匮要略》云："妇人吐涎沫，医反下之，心下即痞，当先治其吐涎沫，小青龙汤主之。涎未止，乃治痞，泻心汤主之。"

大凡疾病，不分男女，随证以法治之。然言妇人杂病者，谓妇人此病比男子多，大率为血证与气疾也。本证吐涎沫者，有留饮也，故以小青龙汤主之。而所致其痞者，为血气逆动之故，因有血热，故以泻心汤治痞，故作妇人病论之。

泻心汤中加辰砂，治狂证及痫证发作后郁冒。又，本方去大黄，合黄柏、栀子，为黄连解毒汤，主治表里火热俱盛，心烦狂躁，口燥咽干，火热干呕，言语错乱，不眠，吐血衄血，热甚者。又，三黄加栀子，名德本解毒丸，详见于德本十九方中。

本证甚者，用单方至宝丹，有口诀。

附：辨心烦诸证

诊心中烦悸之法，覆手按压，即可得之，其诊法详于初编中。盖烦者，烦热也。心中具有不如意之事，叫做烦，即有迷乱、不平静、闷热而急躁之感。热邪郁结、伏匿，不得外发，而致烦闷。

服桂枝汤，反烦不解者，以头项强痛而烦，故刺风池、风府而解。

大青龙汤证烦躁，应汗出而不汗出，致烦躁。烦躁，谓心烦而身躁。

麻黄汤证发烦，为服药后，药力未能发汗而烦，故汗出热散则解，此为表证之烦。

小柴胡汤证心烦，为热渐入里，水气聚于少阳而烦，故见胸胁苦满、喜呕。

大柴胡汤证之郁郁微烦，为热已迫里成实而致烦，故见心下急、微烦。盖烦因热欲外出，因其不能外出而烦，故热盛者，烦亦重。

小柴胡汤证虽为表热及里，但无内实，所以烦亦重，故用药后，俾热邪外出而解。譬如《伤寒论》云："凡柴胡汤病证而下之，若柴胡证不罢者，复与柴胡汤，必蒸蒸而振，却发热汗出而解。"

如大柴胡汤证，恰在无内实而又即将结实之际，故其烦反而轻。

大陷胸汤证之烦躁，因下之，客气动膈而烦躁，故在已成结胸之候则不复烦躁；若结胸后仍烦躁者则死，如《伤寒论》云："结胸证悉具，烦躁者，死。"

白虎汤证之烦渴，为热结在里而烦，以其渴欲饮水，故知之。

若烦而内有水气者，为五苓散证，故亦有烦渴。

至于调胃承气汤证之微烦，甘草泻心汤之心烦不得安等，皆因误用吐下，其热不去，反致急迫而烦。

小承气证虽亦有微烦之症，此亦因太阳病若吐、若下、若发汗，热仍不结而致微烦。

大承气汤证，为热邪入内，已成结实，故虽有短气、腹满之证，但不烦。

上述诸烦，为热邪在里，或热欲外出而烦，或欲成内实而烦，或误治急迫而烦，其烦有轻有重。

柴胡加龙骨牡蛎汤证之烦惊，因有表邪而误下之，致胸满而烦，其烦与柴胡汤之烦同理。亦但烦惊者，为误下所致，成动气躁扰之候。加龙骨牡蛎者，以此证发惊狂之故。桂枝甘草龙骨牡蛎汤证之烦躁，亦由火逆之后，上冲急迫所致，其用龙骨、牡蛎之意，与柴胡加龙骨牡蛎汤同一理也。但柴胡龙骨牡蛎汤证为外邪迫里，以有水气而致烦而惊惕；桂枝甘草龙骨牡蛎汤证，为火逆下之，津液伤而气独上冲急迫，故烦且躁，却无惊惕之候。

栀子豉汤证之虚烦，心中懊侬，为水气去而热邪独结于心胸，其论已详述于前。

小建中汤之悸而烦，以悸为主。而非以烦为主。其悸为气上冲而急迫所致，烦乃因伤寒之邪外束而致，故杂病则但悸而不烦。

以上所论，皆烦在阳经者。

其属于阴经者，如黄连阿胶汤证之心烦不得眠，此盖因血气迫心而致热烦。及见其烦，不拘于阴经主药，直接以心中热为主治之。邪气内攻致变，以吴茱萸汤治其吐利、烦躁。此吴茱萸汤虽非主治其热，但气逆迫心之时，亦有烦热症状。故降其逆气，烦热自止，所以是以气逆为主而非烦躁为主。

猪苓汤主利水和血，而其证亦有心烦不得眠之症，此因下利而血气上迫，激逆水气而咳，心中热而致呕，致渴。若和血利水，则气血上攻之势遂治，心烦自止，是故虽烦甚，但不复以烦为主，而行解热利水之法。

白通加猪胆汁汤之厥逆无脉、干呕、烦，以下利不止，厥逆上攻，致心中烦热。以其厥逆无脉、下利不止，故不可以烦为主而治之。虽直以干姜、附子、葱白助阳，甘草缓急，但于心烦并无妨碍。以药不能达下焦，故以猪胆苦汁冲开胃口，人尿解心中之热，促使白通汤发挥药效。

以上所述，属烦症在阴经者。有以烦为主，有不以烦为主者，在于详审病之缓急、标本而已。总之，不论虚实阴阳，病迫于心者，必生热，而其热不得外透，则致烦闷之症。故言烦时，大率以心胸为病位，应详审其阴阳虚实而治之，此仲景论心烦之大要。

动悸之辨，已述于初编中，可并阅之。

又案：泻心汤举其心气不定、心下痞，虽不言心烦，但其心气不定者，为血热郁闷之状，故不能说不烦。且其烦，按诊时，必胸中跳动，故烦与悸连言。然而悸者并非一定有烦热，故黄连虽可治悸，但若非心中有热而烦悸者，不可妄以黄连治之。

案：三黄泻心汤治冲逆病、眼目口舌等疾，不可与桂枝汤治冲逆之证混同。三黄泻心汤治血气上冲，心中有热，而桂枝汤治表虚气逆上冲，故三黄泻心汤证兼有脉数、便秘等证，而桂枝汤则专和肌表营卫。

世间治梅毒者，不辨其证，因循旧说，动即芩、连为主，加以土茯苓。夫芩、连为泻血热之品，主治病在心胸者，而土茯苓善燥肌表之湿，与芩、连相伍，虽有兼治湿热之意，但对于无湿者，则颇为不合。初学之人，切勿轻妄误用，于初编"桂枝汤"下已详辨之，应参互阅读。

大黄黄连泻心汤方。

大黄（二两）　黄连（一两）　黄芩（一两）

上三味，以水三升，煮取一升，顿服之。

二、半夏泻心汤证图解（附一方）

如图45所示，心下痞满，按之硬而不痛，呕而肠鸣者为半夏泻心汤证。

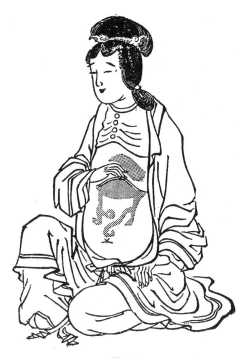

图45

其肠鸣有如雷声，且响且行，故又叫雷鸣。雷鸣为热邪激动其水气，多从胸中到中脘脐上之间，肠鸣痞痛，继而大便泻下，谓之热泻。又，病人正饮食之间，忽置箸而欲泻者，亦属此证，然应详审腹证而用之。下脘以下，绕脐周及胁下、腰间，雷鸣且痛，或呕或泻者，为附子粳米汤证。此属寒疝，必腹中、腰间觉有冷气，且无心下痞硬，是其特征。又，姜桂枣草黄辛附汤证，见心下痞硬、水气转鸣，但其证不呕、不利，似有水气而非有水气，为冷气游走所致，已详论于二编中，宜合并读之。

有云："俗称为积者，心下剧痛，按之痛甚，甚者心下剧痛、角弓反张、手足瘛疭，用半夏泻心汤；若不应者，用白虎汤加黄连；仍不应者，用大柴胡汤加芒硝。"

愚按：胸中紧迫者，有风引汤证；又，左胁下剧痛者，有桃核承气汤证。

本方以黄芩除心下痞，又以黄连除胸中热，故亦名泻心汤。然其证以水气为主。故主以半夏以去水，伍以干姜以散结，伍以人参以开胃，甘草、大枣舒挛缓急，诸药相和，退胸中之热，逐水气以治呕，除心下痞。

《伤寒论》云："伤寒五六日，呕而发热者，柴胡汤证具，而以他药下之，柴胡证仍在者，复与柴胡汤。此虽已下之，不为逆，必蒸蒸而振，却发热汗出而解。若心下满而硬痛者，此为结胸，大陷胸汤主之。但满而不痛者，此为痞，柴胡不中与之也，半夏泻心汤主之。"

此条为辨胸胁满、结胸、心下痞三证而设。柴胡汤证具，为胸胁满等证已具，虽以他药下之，胸胁满不去者，复与柴胡汤治之。逆者，违犯论治规律，逆其正确治法而成坏证之谓。但若其证不变则不为逆，必蒸蒸而振，邪气出表，发热汗出而解。此乃初病呕而发热，邪有外出之象，虽下之而不入里，终以外出而解。若下之，邪气内陷而结实，心下满而硬痛者，此成结胸。若下后仅见心下满，按之不痛者，此乃痞证，不可与柴胡汤，宜用半夏泻心汤。所谓"不中"，即指柴胡汤非的对方剂。后列大陷胸汤与半夏泻心汤二方，是为下后治逆之方，皆是治水气之剂。

《金匮要略》云："呕而肠鸣，心下痞者，半夏泻心汤主之。"

呕而肠鸣，可知有水气，故虽不下利，但仍用半夏泻心汤。生姜泻心汤，治疗除半夏泻心汤证见症外，尚觉有胃中不和、干噫食臭、雷鸣下利者。干噫食臭者，食谷不能迅速消化之候，此因水气入胃，抑遏阳气。干姜虽能温阳止厥，散结邪，却不能消泛滥之水；生姜能开胃口，除泛滥之水，温胃阳，故减干姜，加生姜。古人制方严谨之处，可于斯见。

《伤寒论》云："伤寒汗出解之后，胃中不和，心下痞硬，干噫食臭，胁下有水气，腹中雷鸣下利者，生姜泻心汤主之。"

伤寒汗出解之后，但觉胃中不和，心下痞硬，干噫食臭之气。噫，谓嗳出食臭之气；但气出而无食物，故曰干噫，此属胃中不和之证。胁下有水气，其水气下行则雷鸣下利。另外，本证为邪结之候，水气在胁下所致，并非邪气内迫水气。然其心尚有热，故治以泻心汤加生姜，盖有余热故也。生姜泻心汤亦治干呕、下利、吐苦黄汁。甘草泻心汤治疗除半夏泻心汤见证外，尚有干呕、心烦不得安、急迫、雷鸣下利者。

《伤寒论》云："伤寒中风，医反下之，其人下利日数十行，谷不化，腹中雷鸣，心下痞硬而满，干呕，心烦不得安。医见心下痞，谓病不尽，复下之，其痞益甚。此非热结，但以胃中虚，客气上逆，故使硬也。甘草泻心汤主之。"

伤寒中风者，为表有邪，应发汗之证，医反下之，邪不解而致下利。以其下利甚剧，一日水泻数十行，故食谷不得化，而下完谷，腹中雷鸣，心下痞硬而满。此满非邪气内迫之满，乃因下利气逆而致满，故曰"而满"。"干呕，心烦不得安"，是逆气胁迫不得安。医见心下痞，谓病邪尚未尽去，复用下法，致逆气愈盛，痞硬愈甚。此痞非热结所致，但以下之，胃中空虚，客气上逆而致痞硬，故以下之为误治。此证因下之而逆更甚，以其急迫，故加甘草以缓急。

《金匮要略》云："狐惑之为病，状如伤寒，默默欲眠，目不得闭，卧起不安。蚀于喉为惑，蚀于阴为狐。不欲饮食，恶闻食臭，其面目乍赤、乍黑、乍白。蚀于上部则声喝。甘草泻心汤主之。"

"狐惑"字义未详，但以证考之，默默不欲饮食、恶闻食臭，盖由心下痞硬所致。欲眠、目不得闭、卧起不安者，心烦急迫所致。其面目乍赤、乍白、乍黑者，盖气血冲逆则或赤或暗黑，下降则乍白。其蚀于喉、蚀于阴者，盖为血热生虫也。然名"狐惑"者，其义未详。稻叶翁云："盖狐、蛊同韵，义亦相通，以音相近而讹乎？"此有《左传》"晋公疾如蛊，非鬼非食，惑以失志"。其文义可证以"狐惑"作"蛊惑"。然彼以淫溺惑乱之疾取此名，《金匮要略》且以蚀上下而分惑、狐，其义不可强解，但随其证而论之。

稻叶翁云：久久下利不止而腹疼者，多为此证。或大便秘闭，时时腹疼者，亦间有此证。余以屡用获效而信之。或心腹疼者，亦多见本证。

又案：下利后，心下痞硬者，虽有本证，但不雷鸣。又，虽下利后，水气未尽而雷鸣者，对此尚无腹诊之法。据传云："下利后，不雷鸣者，以其邪散水去故也。然则心下痞硬，邪气未去，若欲知其证之归属，则按其心下，觉欲呕者，即为本证。"又云："与本证相似者，尚有数个，附子粳米汤证、小柴胡汤证、半夏泻心汤证皆为时有腹痛者。"

附子粳米汤证、小柴胡汤证有类似于半夏泻心汤证之苦满、逆满，或稍微实满，据此可区分之。小柴胡汤证为胸胁苦满，其苦满，若按之，则应指有力。又，逆满、实满而软者，按之则觉应指无力。半夏泻心汤证，其雷鸣在于心下；附子粳米汤证，其雷鸣在于腹中，且按至腹底，指下有冷感，其腹痛如绞，而时呕。小柴胡汤证及泻心汤证之腹痛，仅为一般性疼痛。小柴胡汤证不见雷鸣，而着眼于胸胁苦满，且勿仓促诊断而误之。

　　半夏泻心汤方

　　半夏（九分）　黄连（一分半）　黄芩　干姜　人参　大枣　甘草（各四分半）

　　上七味，以水二盏，煮取一盏二分，去滓，再煮，取六分。

三、甘草泻心汤证图解

　　如图46所示，半夏泻心汤证而见心烦不得安者，即为本方证。

　　余案：此云心烦者，为甘草所主之证，以甘草具缓急之力

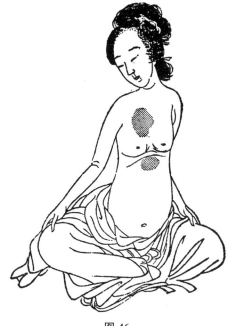

图46

也。且若察其腹证，可知因心胸急迫而心烦。其心烦成因不一，或因苦满而心烦者，应从柴胡汤证考之；但见心烦者，应属黄连之证；本证心胸紧张，应指急迫，即属急迫而致心烦不安者。且其外证见神困欲眠而不能合目，卧起不安；或不欲饮食，恶闻食臭；且其人精神惑乱而不正常，此所谓蛊惑病之类，俗称鬼魂致病而失心气。以此考之，此证当属蛊惑病。

甘草泻心汤方

甘草（七分）半夏（九分）黄连（一分半）黄芩 干姜 大枣 人参（各四分半）

上七味，煎法如半夏泻心汤。

四、黄连汤证图解

如图47所示，胸中有热，迷乱而痛苦，从心下至脐上疼痛，按之硬，干呕者，为黄连汤证。

《茶谈》云："舌根苔厚，稍带黄色，舌上润滑，干呕者，虽无腹疼，然用本方有效。"

《伤寒论》云："伤寒，胸中有热，胃中有邪气，腹中痛，欲呕吐者，黄连汤主之。"

伤寒之邪，停滞于胸腹之间，胸中有热，胃中有邪气，腹中痛，欲呕吐者，并非实际呕吐，但只干呕气味而已。

案：胸中有热，可致心烦；胃中邪气，可致腹中痛，然则此腹痛在中脘脐上之间；欲呕吐者，以有痰，有邪气也。

方中以黄连为主，清心胸之热；半夏、干姜散结滞之水；人参开胃口，降逆气；甘草、大枣缓急，止引痛；其有桂枝者，以其扶正逐邪，治冲逆。本方有黄连，无黄芩，以其无心下痞之故。

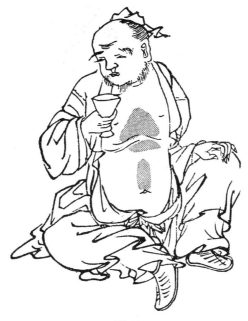

图 47

有云本方治见火发癫痫者，有云治牙痛。愚谓牙痛有寒、有热不定，应随证应用。

有云本方腹证为"心下之处及上中脘有块，闻食臭即呕"。

黄连汤方（原著缺如，编者依《伤寒论》补入）

黄连（三两）　甘草（炙，三两）　干姜（三两）　桂枝（去皮，三两）　人参（二两）　半夏（洗，半升）　大枣（擘，十二枚）

上七味，以水一斗，煮取六升，去渣，温服，昼三夜二。

五、黄芩汤证图解（附三方）

如图48所示，心下痞，腹拘急而下利，为热泻，属黄芩汤证。

候本证之热，在于口舌，即咽干、口苦是也。天行赤白痢疾，里急、腹痛、发热、脉数者，宜用此方；若心下痞硬颇甚，口舌干燥生苔，里急后重、窘迫，脉滑者，为大承气汤证。

黄芩加半夏生姜汤证

《伤寒论》云："太阳与少阳合病，自下利者，与黄芩汤；若呕者，黄芩加半夏生姜汤主之。"

头项强痛、发热、恶寒者，属太阳。口苦、咽干、目眩者，属少阳。此为太阳病经数日，见口苦、咽干者，邪气转入少阳也。初为少阳太阳两证并见，故称合病，以其合病，故自下利。本方能除心下痞满而散热，兼以和解血分。热邪外散，血气调和，则下利自止。此虽合病，然其主要者，在于心胸间有热，故

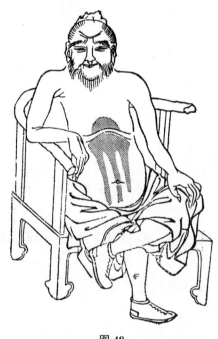

图48

其治从少阳。然而称本证为合病者，以太阳正证及少阳正证均无自下利，故称本证为合病。阳明合病不以下利为主，少阳合病以下利为主，故又下利兼有呕时加半夏。

本证与葛根汤所主阳明合病，病位不同，应相互参看。

六物黄芩汤

六物黄芩汤主治心下痞硬、干呕、下利、发热者。此方亦有用于天行痢疾，下利赤白如黄芩汤证者，应兼用承气丸，证曰"干呕、利下"。

干姜黄连黄芩人参汤

本方治疗下利，心下痞硬，心烦，食入即吐者，干姜黄连黄芩人参汤主之。

伤寒邪气内迫，自下利，故曰"寒下"。"寒"即为"伤寒"之"寒"。医复行吐下，气逆上迫，寒邪仍不去，停滞于膈胸，形成格拒之势，更进一步误治，由于吐下，邪气更加攻迫集聚于胃口，致食物不下而呕吐。此证无干呕，但若食即吐，不食不吐。干姜散结滞之水，黄芩、黄连清上攻之血热，人参开胃口而降逆气。

黄芩汤方

黄芩（三两） 芍药（二两） 甘草（炙，二两） 大枣（擘，十二枚）

上四味，以水一斗，煮取三升，去渣，温服一升，日再夜一服。

六、旋覆花代赭石汤证图解

如图49所示，心下痞硬，其人常噫气，大便硬，或反胃，或哕逆，或噎食等，为旋覆花代赭石汤证。

本方对呕吐诸证大便秘结者有效，故妇人妊娠恶阻亦可斟酌应用本方。

《伤寒论》云："伤寒发汗、若吐、若下，解后，心下痞硬，噫气不除者，旋覆花代赭石汤主之。"

伤寒表有邪，以汗、吐、下之法治之，解后，邪气不内攻而见心下痞硬，噫气不除。不用泻心汤者，以有伏邪也。生姜泻心汤证为肋下有气而致下利者，本证言汗、吐、下后者，以示其水气泛滥之意。噫气不除者，非胃气不和，而为有伏邪也。方中用赭石，盖即为此。周扬俊曰："予用此方，以治反胃噎食，气逆不降者，神效。"愚细考本方之意，旋覆花、代赭石之功用，虽未全部搞明，但此方中旋覆花行瘀血，代赭石散伏邪。从方中多用

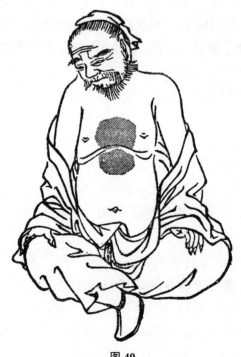

图 49

生姜、半夏而论，为痰饮、瘀血伏邪停滞于胸膈。以其中焦之气不调，故饮食消化迟缓，常噫气，或朝食暮吐，或每食即胸烦，饮食水谷滞塞胸咽而难下，时时呕吐等，皆可以本方治之。

《金匮要略》云："肝著，其人常欲蹈其胸上，先未苦时，但欲饮热，旋覆花汤主之。"

胸中有邪而胸硬且烦，水谷积聚胸咽难下，甚者欲使人踏其胸上。本方见于《金匮要略》，用之颇效。又转用于小儿龟背，或五疳食毒积滞，以旋覆花汤作丸，用之颇效。

旋覆花代赭石汤方

旋覆花（三两） 人参（三两） 生姜（切，五两） 代赭（一两） 甘草（炙，三两） 半夏（洗，半升） 大枣（擘，十二枚）

承气汤类方证

一、大承气汤证图解

（一）

大承气汤乃以治阳明实热为见证之方剂，其临床适应证颇多，仲景之论，颇为详尽。然对大承气汤理解不深者，或畏之犹如蛇蝎，或好之犹如茶饭。畏之者，见当用而不敢用，以致于病人坐待其毙；好之者，不当用之时而妄用之，徒使病家遭受困苦。余观世上玩忽古方者，大抵属朝败家，夕成医，无暇修术学业，即去市井购书，放荡无赖之徒。而余则是以医为业，终生为之。以大承气汤一则简便易使，一则过分夸大其用，故往往致于粗心治疗，戕害人命。若夫世代为医者，大多因循旧习，固守空论，偏执于补益之品，终不能领会仲景意旨。此乃余谆谆辨析方意，释译章句之因。

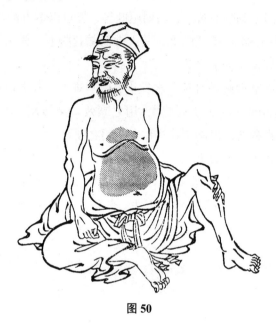

图 50

此书本非为大方之家而作，读者望勿哂其絮繁。若论仲景阐述大承气汤证，虽无遗缺，但其旨意大多颇为深邃，不便于初学。吴又可阐发大承气汤证，弘广其用，对后进者大有裨益。故一并列举其要领，加以经验说明之。

（二）

如图 51 所示，心下硬而实满，或心下高起似块状，然与状如覆杯者不同，应与"二编"桂姜枣草黄辛附汤证附图对照参阅。

全腹胀满，按之至底，应之实痛，心下胀满而痛，或者腹疼，按之愈甚，脐上动甚，有水分边缘，按之实而有力。右少腹有如囊中装石样块状物应指者，已成燥屎，然燥屎未必皆见此腹证。若此证见于小腹者，为燥屎在肠中。若胃中燥屎，则手指不能明辨，应据外证观察之，详述如后。或者虽见腹胀满不甚，但从心下至脐上按之必有力者，此亦为大承气汤腹证。然不可单据腹证，须与外证对照辨察。

潮热：潮指潮水，犹海水涨潮般，如时发热。其热与表证发热有别，有恶热之感。然潮热亦见于他病中，应与腹证对察之。

谵语：所谓谵语，即说胡话。但此与郑声、妄言等有区别。语声低微，难以理解，小声嘟囔者为郑声。《伤寒论》曰："实则谵语，虚则郑声。"

口舌之诊，更应细审。口唇燥裂，色暗而焦，或者口唇起皮，口臭咽干，呼出热气。舌苔由白渐黄，或黑苔生芒刺，或舌有裂纹，舌体或缩或硬或卷，或见白苔干硬如沙皮、舌苔厚而干

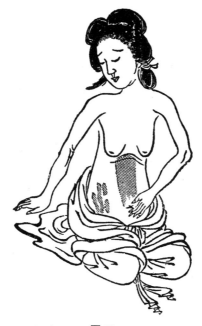

图51

燥，证属危笃。舌苔纯黑，亦属危重之象；黑色中微透红色，为顺。然黑苔亦有属虚寒者，但不干不燥，不生芒刺，反见水滑。又有舌干燥属大虚者，但无苔而干燥，有皱纹，应详细诊察。

鼻孔黑如煤烟，目赤，或者头胀痛，善太息，小便赤黄，滴沥不爽而疼痛，或气味冲鼻。扬手踯足，循衣摸床。

若小便不利，大便不通，五六日上至十余日，转矢气极臭，或大便秘结，或大便如胶而恶臭；或热结旁流，下利纯臭水而无粪便，每日三四行或十余行，应屡用本方，以结粪下行为度。

不能食、不大便，至五六日以上颇能食者，为瘀热在里，消谷善饥，不属本方证，为抵当汤证。

大承气汤证见不大便，因有燥屎而不能食。候燥屎之法有数条，而腹候为第一，详述于后。

上述为温疫、伤寒等病中大承气汤证的腹证外候之大略。其他如天行痢疾，以大承气汤为疏涤第一法，腹证亦应以心下硬满、腹部实满为见证，投以大承气汤。然里急后重、下利赤白恶臭，以及脉滑等，理应视为外候。其他用途尚有多种，应与下文对照验证。

《伤寒论》云："阳明病，脉迟，虽汗出，不恶寒者，其身必重，短气、腹满而喘者，有潮热者，此外欲解，可攻里也。手足濈然汗出者，此大便已硬也，大承气汤主之。"

脉浮而数者，若热邪内攻，即转为沉而迟，汗出恶寒者属表证。今虽汗出，但不恶寒者，亦属热邪内攻。热邪内攻，其身必重，此与肌表水气之身重不同，乃因热邪内盛，不得外泄所致。短气亦属内实所致呼吸不畅之证。由于腹满，气上冲咽喉，故见喘促。当知"腹满而喘"和麻黄汤证的"喘而胸满"有主次区别。此腹满从心下起，全腹胀满，按之有力而硬，且痛。潮热属内实之证。汗出或喘，虽属胃以外之症状，但今已见腹满、脉迟、潮热等症，若外证欲解，即可攻里。

濈然汗出，谓连绵不断貌。手足及一身汗出连绵不断者，乃因热入于胃中，蒸腾津液，津液外泄，汗出如油。此大便已硬，若为燥屎已成之候，当主以大承气汤攻下，清泄实热。

"若汗出多，微发热恶寒者，外未解也。其热不潮者，未可与承气汤。"

若汗出虽多，但见微热恶寒者，是外证未解，此与内相对而言，故将所有表证称为"外"。其热不潮，因其并非燥屎内结之候，故不可与大承气汤。言"未可与大承气汤"者，乃指此证不久外解后，方可与大承气汤。

"若腹大满而不通者，与小承气汤。"

外证未解，无潮热者，不可攻里，法当待外解。但若见腹大满、大小便不通时，亦可攻下。然若无燥屎，以不可用芒硝，故应与小承气汤。此不言"主之"，乃因有外证，兼有腹大满不通之证，故给与小承气汤。

"阳明病，潮热，大便微硬者，可与大承气汤；不硬者，不可与之。"

虽有潮热，大便不硬，则非大承气汤证。若见大便微硬，即可与大承气汤。

"若不大便六七日，恐有燥屎。"

此证在阳明病中并非剧证。若仅有潮热一症，而无余证，亦不能轻易与大承气汤。然而若见大便不通、微硬者，应与大承气汤。但若六七日不大便时，恐有燥屎，应大便不通，若已闭结者，因不知大便是否已硬，宜用试探法。

"欲知之法，少与小承气，汤入腹中，转矢气者，此有燥屎也，乃可攻之。"

转矢气，即放屁。少服小承气汤，不致因服药而下利，矢气者为有燥屎，应以大承气汤攻之。

"若不转矢气者，此但初头硬，后必溏，不可攻之。"

初头硬是大便开头硬，后即鹜溏，此乃因燥屎未成，即使少服小承气汤，亦足使大便变软，故不可攻下。

"攻之必胀满不能食也。欲饮水者，与水则哕。"

若以大承气汤攻之，则水气潴留胃中，必见胀满，若胀满则不能食。因于攻下，咽喉干燥，虽欲饮水，但若令饮之，则因腹中有水气以及胃口有水，而哕逆不受。

"其后发热者，必大便复硬而少也，以小承气汤和之。"

其后发潮热，为腹中水气去，大便复硬之候。然而一旦下之后，若其大便少，即令大便硬，亦不可与大承气汤，仍以小承气汤和之，使大便变软下行。

"不转矢气者，慎不可攻之。"

以此并非为实热亢剧之候，热少不可妄用攻之，再次以此语诫之。然而若有燥屎，亦不可不用大承气汤，故设以试探之法审度之。但大承气汤证具备而无可怀疑者，不属此例。

"伤寒，若下后不解，不大便五六日以上至十余日，日晡所发潮热，不恶寒，独语如见鬼状。"

独语是无谈话对象，鬼是鬼神之意，在独语中犹如见鬼之状。状，是某种状态之意。

"若剧者，发则不识人，循衣摸床，惕而不安，微喘直视，脉弦者生，涩者死，微者，但发热、谵语者，大承气汤主之。"

前症进一步加重，则发潮热，不省人事，循衣摸床，慌恐惊惕，卧不安席，微喘直视，目不转瞬。此症脉弦者当生，脉涩者当死。所谓生，乃指应以承气汤起死回生；所谓死，乃指虽攻下无益之意。微为沉微，沉伏不见之意，为实热郁遏气血之证的脉象。发热是指发潮热。所言脉微者，谓但发潮热、谵语，无余证也。

案：前二条虽言阳明病，应审其有无外证、前后轻重，但尚且涉及大小承气汤两种情况，其病势较缓。本条为伤寒已经数日，形成内实，剧则昏冒不省人事，生死关头，尤为重笃，故曰"主之"，不复涉及施用小承气汤试探之法，开始即有不得不攻下之证。但脉象涩而无力者，攻之无益，是生与死的关键。

"阳明病，谵语，有潮热，反不能食者，胃中必有燥屎，宜大承气汤。若能食者，但硬耳。"

谵语，有潮热，若有内热，应消谷善饥而能食，今反不能食，此胃中有燥屎。然凡不能食者，未必皆有燥屎，如前面所述攻之后胀满不能食，是水气所致。本条并非大承气汤正证，故曰"宜"。本意为若有燥屎，最好用大承气汤。宜为相称、适应之意。若能食者，为大便但硬，此乃当与小承气汤之证。

"阳明病下之，心中懊憹而烦，胃中有燥屎者，可攻；腹微满，初头硬，后必溏，不可攻之。若有燥屎者，宜大承气汤。"

此条为辨大承气汤证与栀子豉汤证疑似之证。下之后，心中懊憹者，为栀子豉汤证，但栀子豉汤证为心下濡而不满。此证为腹满，且心中懊憹，故其按之实满，属胃中有燥屎之候，应以大承气汤攻之。若腹虽满，但只微满者，尚未成燥屎者，此应以小承气汤和之，而不可以大承气汤攻下。若有燥屎，应以大承气汤攻其燥屎，故曰"宜"。

"病人不大便五六日，绕脐痛，烦躁发作有时者，此有燥屎，故使不大便也。"

此乃判定有无燥屎之一法。本条亦应有腹实满之症。

"大下之后，六七日不大便，烦不解，腹满痛者，此有燥屎也，宜大承气汤。"

此条与前两条症状相合，为候燥屎之法。"烦不解"与前述

"心中懊憹而烦"以及"烦躁发作有时"相应,"腹满"与前述"腹微满"等不可攻相应,"痛"和"绕脐痛"相应,故为有燥屎之候。

"病人小便不利,大便乍难乍易,时有微热,喘冒不能卧者,有燥屎也,宜大承气汤。"

小便不利,胃中有水气时,大便通畅而容易。然此病人因有内热,故大便乍难乍易,无一定之规。时时发微热,发热时水气上冲胸咽,故喘息、郁冒、不能安卧,起立时须依物呼吸。既有大便难、微热而喘,则非表证,属内热之候。若短气、腹满而喘者,属承气之证,则此证亦属有燥屎。此皆一时变证,故曰"宜",而不曰"主之"。

"得病二三日,脉弱,无太阳、柴胡证,烦躁,心下硬,至四五日,虽能食,以小承气汤少少与,微和之,令小安。至六日,与承气汤一升。"

得病二三日,脉弱非实证,然无太阳、柴胡证,烦躁,心下硬者,属内实之候。虽至四五日能食,但其内实之势尚不当用大承气汤,故少少与小承气汤微和之,使其烦躁得以小安。若至六日,其病不愈,即应与大承气汤一升下之。

"若不大便六七日,小便少者,虽不受食,但初头硬,后必溏,未定成硬,攻之必溏。须小便利,屎定硬,乃可攻之,宜大承气汤。"

此病人若不大便六七日,无小便者,虽不能食为燥屎已成,但以小便少,若水气入胃,大便尚未定成硬,待小便利,以小承气汤微和之;待屎定硬,乃可以大承气汤下之。此病人腹证若心下硬,烦躁者,虽当属大承气汤证,但以其脉弱,不可径用攻下,须慎重审其便溏与否。

"伤寒六七日,目中不了了,睛不和,无表里证,大便硬,身有微热者，此为实也，急下之，宜大承气汤。"

目中不了了者，谓睛子不明了。睛不和，乃无润泽之谓。无表里证者，六七日乃表证入里之时，为当有寒热往来、胸胁苦满等症之日数，但无此类症状，大便坚、身有微热者，此乃邪气直接成为内实之候。虽说外证未剧，但内实之势已迫，当须急下之，不可疏忽大意。

"阳明病，发热，汗多者，急下之，宜大承气汤。"

阳明病，发热不恶寒，汗出多者，为胃中津液被热蒸腾，驱而外出，内实之机已迫，攻下之举不可或缓。

"发汗不解，腹满痛者，急下之，宜大承气汤。"

发汗后，热不解，腹满痛者，亦为内实之候，以其来势颇速，故应急下之。

"腹满不减，减不足言，当下之，宜大承气汤。"

腹满，虽下之，不减，或虽减，其减轻程度不足以言，应当下之以大承气汤，令腹满消失，此乃接前"腹满"而言。

"阳明、少阳合病者，必自下利。"

此下有"其脉不负者"云云十九字，为后人掺入，故删之。

"脉滑而数者，有宿食也，当下之，宜大承气汤。"

阳明、少阳合病，不恶寒但热，心下痞，下利，其脉滑数有力。虽见下利，但若有宿食停滞者，仍当以攻下去之。

"少阴病得之二三日，口燥咽干者，急下之，宜大承气汤。"

少阴病为无热恶寒之病，得少阴病，仅经过二三日，口燥咽干者，则非少阴正证，乃邪热内迫气血，胃中津液干涸，证危剧笃，故应急下之。此外无热，纯为邪热内迫之候，故但从口咽即可知之。

"少阴病，自利清水色纯青。心下必痛，口干燥者，急下之，宜大承气汤。"

少阴病，自下利，其下利纯水，无粪便，颜色纯青，心下痛，此痛为心下痞硬而痛，故下利色纯青而不带红色，故下文用"必"字。口干燥者，是粪便结实胃中而不下，气血内迫，胃脘实热。其外证虽为少阴病，而口干燥则为内实有热之候。

"少阴病六七日，腹胀，不大便者，急下之，宜大承气汤。"

其外证虽属少阴病，但因其腹满而胀，不大便，乃胃中有实热，故与大承气汤。

此三条为少阴内攻之热，而非邪热所致。

以上为《伤寒论》论述应用大承气汤证候。而且其中云"主之"者，是为大承气汤正证，以其脉证全具，无复置疑故也。有云"可与"者，是言大承气汤证两条宜忌，即大便硬者可与，不硬者不可与。有云"宜"者，其大承气汤脉证虽非全具，但不用他方，而宜用大承气汤。有云"乃可攻之"者，是对"少与小承气汤和之"而言，在不可攻下之疑似症中，详细辨别之。有云"急下之"者，谓其证发无次第，故宜急下，不可或缓。其他如大小承气汤证疑似之间时，审察其日数以及大小便之候，而不可仓促用大承气汤。但以急下之证，发无次第，不问其有无阳明、少阴表里之证，见之如不急用，恐成坏证，故宜急下之。有云"当下之"者，谓以大承气汤下之，与其病证、病理相符。有云"乃可下之"者、"可下之"者，病证变化，今云下之，谓其正邪交争之时，当行攻下时则下之，方有意义。有云"下之愈"者，谓其病攻下而愈后，无须再以他法治之。如上所述，虽然大承气证变证多端，大承气汤应用有缓急、轻重，不胜枚举。总之，外则审其潮热、谵语，内则审其心下硬、腹满痛、大便硬或燥屎之候，于内外相符时，则与大承气汤。但少阴变证尤为急剧，若内外证不相符，则只取其口燥、咽干、腹满。然有时虽不言口燥、咽干等证，亦可推知其证之口舌变化。读书前后互参，自能得其要领。详细之论，应于《伤寒论》原书求之，在此无暇论及。

另有对于单纯下利病而用大承气者，《金匮要略》中对其证论述颇详。此下利即后世所谓痢疾，治应疏涤实热。其大便必是肠垢，臭秽，赤白，恶浊；若不然，即是下利臭水，热结旁流，或者臭秽中杂有粪便，此皆有实热在胃中故也。故其证必心下硬、腹实满。此心下硬颇甚，为实热闭塞胃口所致，易致下利急迫、不能食、脉滑实，甚或噤口，必用承气汤。不食，脉滑实，或紧大而实，或迟而滑，或微而实，或诊其口舌，亦如前例。或下利热毒，当其时邪未尽去，病愈后，至其数日复发。此亦大承气汤证。

案：近世论治痢疾，各有千秋，或曰是热，或曰非热，是寒湿，于是或疏涤，或温补，以致相差千里。

审辨痢疾之证，虽初由泄泻而来，然泄泻数十行后，则见或便下带血，或下利赤白，里急后重，身热、烦渴、腹疼、舌生厚腻苔等证，当属有热之候。但其最初有表证者，以葛根汤或桂枝加大黄汤，稍行治疗，即可向愈。若下利次数倍加，以致频急窘迫，腹痛至甚，口舌干燥者，率先察其腹证，邪气滞留心下，按之则硬，脉象滑实者，初则应用大承气汤，较轻者可以槟芍承气汤。兼用泻下丸药、鲤胆丸方尤妙，然以其制法严密，若非口授，则不易掌握。或用紫金丹，或用杏巴圆、一粒丸等有巴豆者甚佳。或者便下纯脓血，痞硬不甚者，用三黄泻心汤；少腹急结者，用桃核承气汤；心下痞，腹部拘急而痛者，用黄芩汤；或热利下重，渴欲饮水者，用白头翁汤等等，随证用之。若渴而求水者，可与水令足饮，断不可妄投温药及收涩之剂。

民间市井所卖如神丸、痢疾丸之类，大抵阿片、米壳之属，滥用收涩之品，瞬时变生恶证，以致不可救药。此类药物，近及深山僻壤、庶民之家，无知者用之，致生灾厄者，亦复不少。偶有得愈者，亦只内热不甚耳。慎之勿服，其他温药、食饵皆应禁忌。至若噤口痢，尤为热毒上攻，塞闭胃口，误用温补，万无一生。此证若欲饮水，应以井华水频频与之。内服汤药，非承气汤不可。若小儿不能饮服汤液者，应以丸药下之，或以井华水一盅，加入葡萄汁、自然汁少许，名曰黄金水，可与服之。或以葡萄汁一大盏，服之颇佳。

余昔日游历时，尝至下毛野州栎木乡上原宗甫家。宗甫随余学习腹诊及刺络之术，交往深切。一日宗甫语余曰："我家传有治天行痢疾效验良方，痢疾之初，水泄数行，大便杂有血液，肛门感觉窘迫时，急以新汲水，饮之数十碗，迨觉腹满为止，则立时痢止热除，病愈如常。小儿噤口痢，病至危笃者，浴盆中满注新汲井水，浸渍全身即解，万无一失。但颇憾世俗疑其新奇而不敢用，近邻司空见惯者，亦能以此法得效。"虽说此非正法，然于疫痢热毒之类，实用斟酌用之。

另如痉病，亦有用大承气汤和葛根汤者。无汗而小便反少，气上冲胸，口噤不得语者，用葛根汤。胸满口噤，卧不著席（角弓反张而不著席），脚挛急，必啮齿者，可与大承气汤。又，产后恶露不尽者，亦可用之。

《金匮要略》云："产后七八日，无太阳证，少腹坚痛，此恶露不尽；不大便，烦躁发热，切脉微实，更倍发热，日晡时烦躁不食，食则谵语，至夜即愈，宜大承气汤。"

太阳证指恶寒发热之类表证。脉微实为沉微而实。更倍发热，谓第二次发热之甚两倍于初次发热。日晡时烦躁者，因其日晡时发热而烦躁。不能食，乃因不大便，燥屎已成所致。此条文《脉经》云："烦躁者，不能食，谵语，利之即愈。"应以彼文为是。至夜即愈者，为至夜热退时，谵语即止也。此证为血证，或能食、大便硬而反易，宜用抵当丸。今以不大便，谵语，则属大承气汤证，即与前述诸大承气汤证同例。

又，痘毒剧，烦渴，谵语，寒战咬牙，角弓反张，紫黑陷伏者，死，宜用本方。有云："痘疮，天庭不起胀者，为阳明食毒之候，大承气汤加味颇效。"有云："小儿前齿迟者，有食毒，以大承气汤做丸用之有效。又屡用骨胶，亦可收效，亦与阳明有关也。"

案：大承气汤，以厚朴、枳实开胸腹间之痞满，散水结，通达胃口；芒硝软坚，润燥，大荡涤实热。吴又可曰："芒硝软坚润燥，若久痛失下，虽无结粪，但黏腻结滞、恶物臭秽，若得芒硝、大黄，亦能荡涤之。"此语颇得要旨。

大承气汤方

大黄（一钱二分） 厚朴（二钱四分） 芒硝（六分） 枳实（一钱五分）

上以水三盏，煮厚朴、枳实，取一盏，去滓，纳大黄，煮取六分，去滓，纳芒硝溶后，顿服之。

二、调胃承气汤证图解

如图52所示，腹微满，从心下至脐上按之硬而微痛者，为调胃承气汤腹证。然本方证自其外证辨之，关键在于胃气不和，不可只凭其腹证。

《伤寒论》曰："发汗后，恶寒者，虚故也；不恶寒，但热者，实也，当和胃气，与调胃承气汤。"

发汗后，表解而恶寒者，以汗伤津液，精气虚而恶寒，若经一时调理，则可不治自愈。不恶寒，但热者，为胃内实热之候。大凡发热恶寒者为表证，往来寒热者为里证。今发汗后，但热，为内实。然以汗后津液外越，此虽有内实之候，亦不可轻易攻

下，故应以调胃承气汤润燥缓急、通利大便、调和胃气而愈。若
仍不愈，见有实热内结之象时，可与大承气汤，善后治疗则与调
胃承气汤。

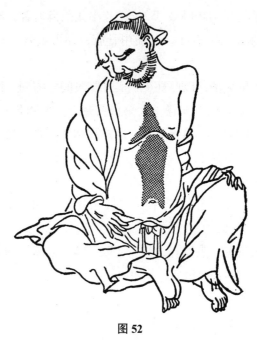

图 52

　　"太阳病，过经十余日，心下温温欲吐而胸中痛，大便反溏，
腹微满，郁郁微烦，先此时自极吐下者，与调胃承气汤。"

　　太阳病，过经十余日，应见柴胡证之胸满，今见心下温温欲
吐而兼胸中痛，大便应硬而反溏，腹微满，郁郁微烦者，非病情
自然发展，在此之先自服他药而致极度吐下，气逆而后，尚未调
和。以其吐后药力未尽，故温温欲吐。以其下后药力未尽，故便
溏。且柴胡汤证之满，应为胸满，今腹满微烦，以吐下后胃气不
和可知，应与调胃承气汤，可知腹满当属调胃承气汤之腹证。

　　"若不尔，不可与之。"

172

不曾极度吐下者，虽见此证，亦非调胃承气汤证，由此可知本方取名"调胃"之意。

"但欲呕，胸中痛，微溏者，此非柴胡汤证。以呕，故知极吐下也。"

但欲呕，并非上述温温欲吐、胸中痛、微溏、烦乱等证。"以呕，故知为极吐下"所致，此句概属注文谬入正文者。

"伤寒十三日，过经不解，谵语者，以有热也，当以汤下之。"

谵语为内热之候，凡属内热者，以汤药下之为法。若以丸药下之，则水气虽去，而热气独留。

"小便利者，大便当硬，而反下利，脉调和者，知医以丸药下之，非其治也。"

大凡自下利者，脉当见微厥，脉调和且见下利，故知非病自然下利。此乃以丸药误下之故，以其治法错逆，而致胃气不和。

"若自下利者，脉当微厥，今反和者，此为内实也，调胃承气汤主之。"

厥脉之象，为按之初来大，渐渐小，更来渐大，乃不调和之脉。若脉不厥而下利，脉证相反，知非自然下利。此虽下利，亦属内热，按理应以汤药下之，然今属误治之后，须泻其实兼和胃气，故主之以调胃承气汤。若无误下之逆，谵语、大便硬者，则属小承气汤证。

"阳明病，不吐，不下，心烦者，可与调胃承气汤。"

此条与前条意义相同。不吐，即不曾使用吐剂令吐；不下，为不曾使用下剂令下。而心烦者，不拘其曾误治与否，与调胃承气汤和其胃气，当吐者则吐，当下者则下，摆脱急迫，此心烦即由急迫所致。所谓"可与"者，谓当时斟酌其证而与之也。因此方有甘草缓急，故以治之。

"太阳病三日，发汗不解，蒸蒸发热者，属胃也，调胃承气汤主之。"

"属胃"即涉及内实，然发汗不解，即见蒸蒸发热，若尚不至潮热，并非胃实正证，故曰"属"。此亦发汗后，而无余证，并非误治，故以调胃承气汤主之。

"伤寒吐后，腹满者，与调胃承气汤。"

用吐法之后，腹满应消，反而胀满者。胃气不和也，故与调胃承气汤。然胀满非调胃承气汤腹证，若用本方不解时，尚可用大承气汤，故不言"主之"，而言"与"。

综观以上诸条，或发汗后，津液干燥而见胃实者；或以丸药误下，内热不去，又致胃气不和者；或极行吐下，热邪不去，致胃气不和者；或服吐下之药而未吐下，急迫而烦；或吐下后，腹胀满而痛不解者等，虽有其内实之证，但非沿大承气汤证、小承气汤证次序而来，且内实不甚，但以误治，胃气不和耳。以调胃承气汤和胃散结，清泄内热。故对于用下剂之后，大便不调，如法调和而下后，二三日下利不止，滞下者，用此方屡收显效，予每用屡验。

有人云：脐下气海、石门旁，有如栗状硬物者，为燥屎，证见少有表邪，为此方证云云。

又案：太阳篇用干姜甘草汤，继用芍药甘草汤，其脚即伸；胃气不和，谵语者，用调胃承气汤，以厥逆、烦躁、急迫所致胃实，此谵语不可作为热结而攻之。但以胃气不和，用调胃承气之意，与前述诸条如出一辙。

又，中焦消渴，多食、消瘦、自汗出、大便硬、小便数者，用调胃承气汤倍加芒硝。但此病有属甘麦大枣汤证者，须参互辨证。又，常年牙痛，齿龈紫黑，含烂水牙痛者，调胃承气汤、大柴胡加石膏汤、白虎加黄连汤可斟酌用之。但牙痛有寒热二证，不可误诊。

调胃承气汤方

大黄（一钱二分）　甘草　芒硝（各六分）

上三味，以水一盏二分，煮取四分，去滓，纳芒硝，顿服之，日二三服。

三、厚朴三物汤证图解

如图 53 所示，脐底、脐周坚如龟甲，按而胸内应之，觉呕恶、噫气者，即为厚朴三物汤证。

胸腹满，结实，或痛闭者；或头痛，百药不效者；或胸腹满，心下痛，大便不通者；或心下满痛，吐水者，皆可投本方治之。

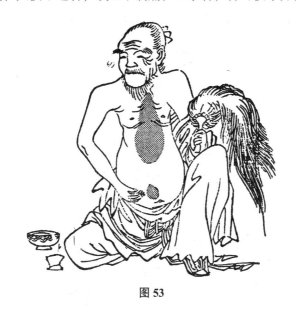

图 53

厚朴三物汤方

厚朴（一钱六分）　大黄（八分）　枳实（一钱）

以水二盏四分，煮厚朴、枳实，取一盏，纳大黄，煮取六分，顿服之。

四、厚朴大黄汤证图解

如图 54 所示，胸满，心下有支饮，邪气结实，而大便硬或秘闭，时有心下疼痛，或呕吐清水者，为厚朴大黄汤证。

本方以枳实除胸膈间痰饮结实，厚朴开痞除满，伍以大黄，通下宿食硬便，疏涤肠胃。

《金匮要略》云："支饮胸满者，厚朴大黄汤主之。"

本方与小承气汤药味相同，仅只分量有差耳。厚朴大黄汤以厚朴为君，枳实为臣，佐以大黄，故以治胸满为主，不主疏涤。小承气汤以大黄为君，枳实为臣，厚朴为佐，故其以治大便硬或

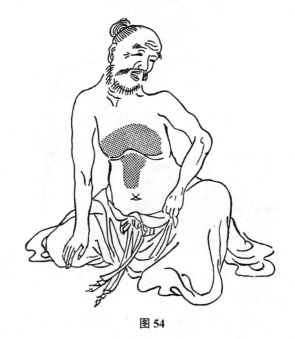

图 54

大便不通为主，腹证则见腹微满、心下硬。此乃经方分量详尽之所在。

《伤寒论》曰："阳明病，其人多汗，以津液外出，胃中燥，大便必硬，硬则谵语，小承气汤主之。"

以汗出多，津液外出，大便必硬者，虽说已成内实，然其便硬由汗出所致，故内实热势不甚，尚未至完全热结，故大便虽硬，但尚未成燥屎。

"阳明病，谵语，发潮热，脉滑而疾者，小承气汤主之。"

谵语、发潮热，虽似内实热结之证，但因脉滑而疾速，不属实热内结之候，故不用大承气汤，而以小承气汤主之。疾者，速数之脉也。

综合上述两条，可作为小承气汤脉证。对于小承气汤证辨证，不似大承气汤证详细。总而言之，虽有心下硬、腹微满、大便硬，或谵语，或潮热等热邪内结之证，但应属小承气汤证。

厚朴大黄汤加槟榔、芍药，名槟芍承气汤。据《温疫论》载，可治痢疾腹痛，里急后重者。

五、厚朴七物汤证图解

如图 55 所示，满腹胀满，大便硬，发热，脉浮，为厚朴七物汤证。

虽言腹满，但与鼓胀之腹满有别。鼓胀腹满，必有青筋暴露，另文详述。此方为厚朴大黄汤与桂枝去芍药汤合方，故可兼治表里。

《金匮要略》云："病腹满，发热十日，脉浮而数，饮食如故，厚朴七物汤主之。"

病发热至十日，若腹满不食者，应为承气证。今见表证浮数之脉，饮食如常，若不至于不食，则仍有表证；若又腹满者，则非纯表证，故以桂枝去芍药汤和表，以厚朴大黄汤除腹满，此为二方相合之意。

本方用于夏月下痢，腹胀而痛、里急后重、发热等，亦有效。或治疗疝气，腹痛极甚，腹满者，此因方中生姜量大，能散寒之故。若有呕者，加半夏。有云："作丸，可用于食毒。"

厚朴生姜半夏甘草人参汤，治疗胸腹胀满，有痰饮者。

《伤寒论》云："发汗后，腹胀满者，厚朴生姜半夏甘草人参汤主之。"

所谓发汗后者，谓有表证已解；而腹胀满者，非实热所致，以胸腹间有痰饮水气，加之气逆而致胀满，故以厚朴消胀除满，以半夏、生姜遂胸腹间水气，人参开心下痞塞，甘草缓急，诸药相和，以消胀除满。

本方主治胃虚呕逆，痞满不食，此证虽见腹胀满，但须知与前述厚朴七物汤证、厚朴大黄汤证之腹满不同，按之不实。此满

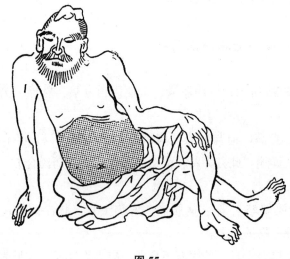

图 55

全属气满，故本条虽言腹胀满，但应知为胸腹痞满。

附：《古今录验》游气汤

厚朴　茯苓（各八分）　人参　牡蛎　甘草　栀子（各四分）
桂枝　半夏（各二分）　黄芩（六分）　生姜（一钱六分）

上十味，以水一合八勺，煮取六勺，顿服之。

证曰："主治厥逆，脏气有余，寒气虚劳，忧气，惊气，其人善悸，胸中或上或下痞塞无常，多悲伤，四肢挛急，脐四旁有核，游肿，大便不利。"

案： 此厥逆乃因气上逆迫于胸腹，不达于手足而致厥逆。

"脏气"为腹内之气，"有余"谓因胸腹之气过满而致痞满。"寒气"为厥逆而寒。"虚劳"谓四肢羸弱而疲劳。"忧气"谓忧虑某事过度而致。"惊气"谓被某事所惊吓。"其人善悸"谓动则惊恐忧虑，心中慌乱，胸中心下蹦蹦乱跳。"胸中或塞"谓时有气满而胸闷。"上下无常"是气痞或上或下无常处。"多悲伤"乃由忧气、善悸所致。"四肢流"为有留饮流于四肢。"脐四旁有核"乃指结核聚积。"游肿"为到处游动性肿胀，在四肢流动性游肿。"大便不利"乃大便不通畅之谓。

游气汤乃于前述厚朴生姜半夏甘草人参汤中加桂枝、茯苓、牡蛎、黄芩、栀子而成。证中气滞痞满者，与前述厚朴生姜半夏甘草人参汤证相同，且有心下悸、腹中动气、冲逆、心烦等证。由此而论，可知厚朴生姜半夏甘草人参汤主治气机郁滞、胸腹痞满之证。

余虽无运用游气汤之验案，但以其原方出自厚朴生姜半夏甘草人参汤，故举其证，以详其用，用于气滞痞满、气上冲悸而烦，以及本文所言及者有效。且足以与厚朴生姜半夏甘草人参汤证相互参考，故附记于此，待他日试而验之，读者当审思用之。

厚朴七物汤方

厚朴（半斤）　甘草（三两）　大黄（三两）　大枣（十枚）
枳实（五枚）　桂枝（二两）　生姜（五两）

上七味，以水一斗，煮取四升，温服八合，日三服。呕者加
半夏五合，下利去大黄，寒多者加生姜至半斤。

六、桃核承气汤证图解

如图 56 所示，左脐旁自天枢附近二三寸间，以三指按摸之，
有结块状，重按之则痛甚，且觉向上引痛者，为桃核承气汤证
腹证。

虽或脐上或脐下亦有结，按痛，且此症以左脐旁为正候，涉
及脐上及脐下者，以其结甚故也。若虽按之有结块状，但不痛

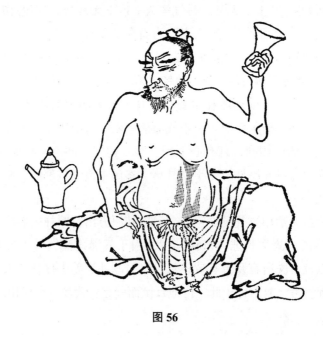

图 56

者，则非热结。又，虽按之痛甚，但其结状物触指而软者，虽是血结，但非桃核承气汤证。又，按之痛引少腹腰背者，亦非桃核承气汤证。本证易与当归建中汤证、当归芍药散证、芎归胶艾汤证、猪苓汤证等颇易混淆，要详细辨认诸方证。因其结块大小不定，不可仓促诊断。此结块及瘀血逆于胸腹，其则迫于胁下，胸胁疼痛彻背，发为此证。

本证不论男女，皆称之为肝积，沿左肝经攻冲上行，多成此证。以其气血上冲而急迫，故其人性急，忍耐力差，或多急躁，其人如狂，遇事易愤怒，或以掷物泄其怒等等，常觉心腹间有急迫感。或时常患有头痛、头重、衄血、牙龈出血等疾病，或其毒气侵及下部见痔疾、脱肛，妇人则患经水不利。若剧者，发作时，胸胁逆满、挛急、痛甚，噤口，龂齿，卒然昏仆，或攻冲心胸，胸背彻痛，时时呕吐酸水苦液。此证沿左胁下上冲，似水气，转而下降时，至脐左旁而止。此证或得热酒而愈，或得牡蛎末、辛夷末而愈，但经时又发，似留饮，而留饮则止于心下，应与本证留于脐左旁者分辨之。本证动气多在左边。当服桃核承气汤时，动气复行于任脉，此乃药力引邪移动之故。其他如伤寒、温疫、痢疾等诸般杂病，产前、产后，或落马坠损等，虽亦可用此方，亦须审其腹证。

《伤寒论》云："太阳病不解，热结膀胱，其人如狂，血自下，下者愈。其外不解者，尚未可攻，当先解外。外解已，但少腹急结者，乃可攻之，宜桃核承气汤。"

本条论述血证兼有表证者。太阳病不解，其热结于少腹膀胱附近时，其人即使见有血证之象。而其表热不解者，尚未可攻，首先解外。外解已，无其他表证，但少腹急者，乃可攻之，以散热血之结。因其不止少腹急结者宜用此方，故不曰"主之"。所谓"外"，乃作为表证，与"内"相对之词。此急结虽非病在胃内，但热与血结者，亦属于内而应攻下，故用"内""外"之词。"热结膀胱"与"少腹急结"相应，然外证不解，以其外有热，故虽血已瘀结，亦不为甚急。

本方甘草量大而缓急，大黄、芒硝相合而软结散瘀，以桃仁入血分而活血祛瘀，以桂枝平上冲之血气，诸药相合，主治血证急结，冲逆如狂者。本条要旨，为示治血证兼表证之法，在于热与血结缓急之势。若血证剧时，则不待外解，便行攻下。

《古今录验》云："往来寒热，胸胁逆满者，桃核承气汤主之。"

此往来寒热、胸胁满，似柴胡证，然其满并非由表及里所致满，乃因邪气急结，上冲胸胁而逆满，故以本方主治。

予尝治一病人，表邪发热，恶寒，头痛甚，干呕，诊之胁下脐上逆满急结，按之痛甚。因与桃核承气汤一帖，服讫须臾，呕吐酸苦水，病症大减。连服二三帖后，下利三四行，康复如常人。始信已呈结急状者，不须待其外证已解也。

稻叶翁论桃核承气汤证，颇切合临证，故亦列述于后，供学者读而思诸。

小腹急结而上冲，恶血留聚，诸患久病者，多有此证。不拘其病名繁杂，但着眼于此腹证而主以本方，攻其小腹急结之邪。其邪毒轻浅者，可以本方治愈；然邪毒深重者，逐日叠进本方时，其邪气扰动而变发诸证，此时不可大意，应兼用他方治其变证，而后复进本方。如此逾月经年，无论何种难病痼疾，焉有不愈之理？然则其法又不限于此，悉察胸腹，依邪气之形而知其腹证，此非余以臆测而知之，实乃潜心尽力之所得。诸君切勿疑之，当尽力钻研此术，方可有所收益。且《伤寒论》曰："但少腹急结者，乃可攻之。"余案：此十字，以其素有腹证，示人以祛邪之法。余游历诸州二十余年间，及门人们以此腹诊之求，屡起沉疴，不胜枚举。

桃核承气汤方

大黄（一钱）　芒硝（六分）　桃仁　桂枝　甘草（各五分）

上五味，以水一盏半，煮取六分，去滓，入芒硝，顿服之。前编桃军圆以本方大黄、芒硝为主药，便以服用，颇有效，载于此。

桃军圆略方

大黄（十钱）　芒硝（六钱）　桃仁　桂枝　荞麦（各五钱）

上五味，为细末，以蜜炼之为丸。此方若不久服，则不能起沉疴，故作丸剂。

七、桃军圆方证图解

如图 57 所示，有形而按之痛者，即本证也。

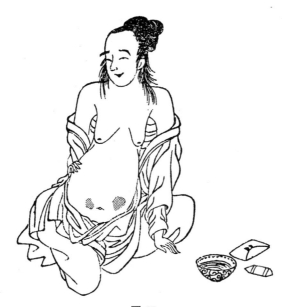

图57

世间所谓男女积聚者，或称劳瘵郁证者，间有此证。因属血证，故或有吐血、下血、痔疾、脱肛、淋沥、经水不调等患。然则其毒不败者，亦无此患。但有此腹证者，若久用桃军圆，则不发诸患。

桃军圆

大黄（二十钱） 桃仁 桂枝 甘草（各十钱） 芒硝（十二钱） 荞麦（五钱）

上药为末，炼蜜和而作丹。此方《伤寒论》云桃核承气汤。如此则有其效，故为丹。

如图58所示，似结纽，按之即痛，亦为桃军丸证。与前述腹症不同，其腹软难察，当耐心探求。凡此证，毒在肯綮（肯綮者，骨肉相结之处，语出《庄子》），时下大血，勿惊。然则因世

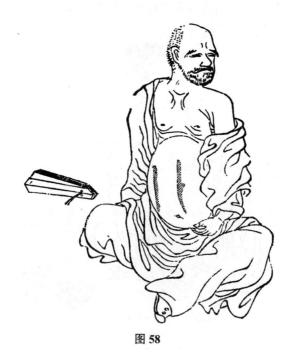

图58

医不审腹证，故不能治，抱患终身，甚则不治夭死，岂不哀哉！

古今医书，大率以脐下名小腹。吾门仅以脐旁上腹之左右小部为小腹，概虽不合古今医书，然医者以实事为本，若以病位为主，则即以毒邪居处定其名。

凡此方证，于世甚多，余治数百人后而论其效，亦不甚确。且吾师鹤先生，虽慕东洞翁，但未入其门，以己天资，深究腹诊，至其精妙之处，为世俗之论所不及。

八、抵当汤或抵当丸证图解

如图 59 所示，腹中软满有物，如蛋壳浮于水中，按之则沉或滑向一边，随手浮起，其数一二或五六不等。其人面唇或手足青白无泽，或黄如劳瘵之色。小便快利，大便硬而反易，其色

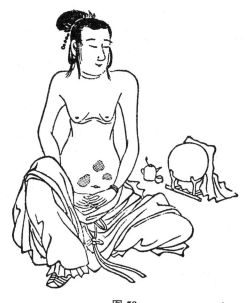

图 59

黑，或块物在脐下、脐旁，或阴门或阴茎周围，或小腹或腹中来去游走者。又如《金匮要略》原文所载，腹不满，其人言"我满"者用之。

抵当汤

水蛭　虻虫　桃仁（各七分）　大黄（二钱）

上药为末，以水一盏，煮取七分，顿服。

抵当丸

水蛭（二钱五分）　虻虫　桃仁（各二钱）　大黄（六钱）

上药研末，糊为丸，六分或一钱，温酒送下。

九、橘皮大黄芒硝汤证图解

如图 60 所示，心胸间有宿食结聚。

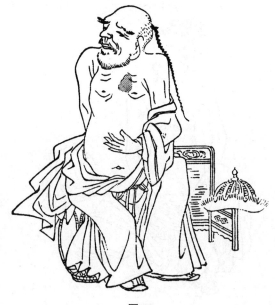

图 60

论曰："鲙食在心胸间不化，复吐不出者，（以本方）速下之，且能除久癥之病。"

案：不仅限于鲙食，停宿心胸间，按之凸坚而痛者，以其有旧毒，以此方尽治，不可余药。

橘皮大黄芒硝汤

橘皮（七分半）　大黄　芒硝（各一钱四分）

上药以水一盏八分，煮取六分，顿服。

十、下瘀血汤证图解

如图61所示，脐下有邪，时觉疼痛，按之实而不痛。若按

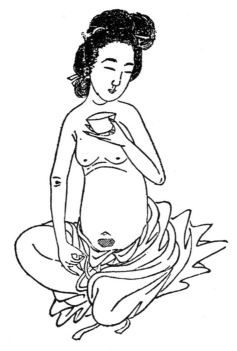

图61

之痛者，不属本证。投药时，以脐下腹证而区别者有八九种，将详述于后。本证诊察脐下，应指稍有坚硬感，时时痛者，属本方正候。

以余考之，此多为血证，诸如妇人闭经等，男子亦多属血证，其人或患腰疼久久不止，或淋病、痔疮、脱肛等证，或发大建中汤证者，必多见此证。

下瘀血汤方

大黄（四钱） 桃仁 䗪虫（各二钱五分）

上三味，研细末，以蜜炼之为四丸，以酒八分煎一丸，煮取六分，顿服。

昔居京都时，一男子三十四五岁，大腹痛，脐下痛，已三年，百无疗效。余诊之觉其腹中暗然有冷气，腹皮强急如有头足，乃与大建中汤，一月余渐愈；又觉脐下疼痛难忍，乃与下瘀血汤，数日痊愈。

十一、大黄硝石汤证图解

如图 62 所示，腹中有结块，一身颜色尽黄，其腹满、皮滑而小便不利，时自汗出，或颜色青白而无血色，众医皆谓之黄疸是也。

以余数疗此证而论，大凡本证与柴胡汤证相似，须细心辨证。虽且死者颇多，但死生在天，而治疗之事在于医者。余尤觉此证难治久矣。近日游历时登富岳，下山迷途，投宿寺中，获《德本十九方》，于其方中有奇方名磁石丸者，兼治黄疸、黄斑病，每晚服二钱，其效颇佳。乃于前编中记其磁石丸证图及诊法，于此追记其方：

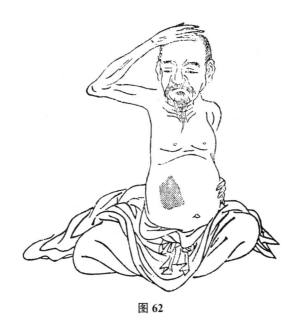

图 62

磁石丸方

磁石（二钱） 浮石 滑石（各三钱） 大黄（四钱）

上四味为丸，每晚以白汤送下一钱五分或二钱，治黄疸及五疸之法。德本翁所传，非此一方，其他诸病皆以十九方增损治之，有先后取舍交错之妙术。

大黄硝石汤

大黄 黄柏 硝石（各四两） 栀子（十五枚）

上四味，以水六升，煮取二升，去滓，内硝，更煮取一升。顿服。

十二、鹤丸证图解

如图 63 所示，胸膈痞塞，腹中有血块，按之痛；或心下痞硬，心烦急迫，时时胸腹痛；或上冲心，不能食；或大便难，皆为本方所主。

然则大凡用丸、散、圆者，皆与主方合用，若不细辨方证而用之，即令收效，亦不免为偶中而非正治。当兼用鹤丸之证者，诸如桂枝人参汤证，或小柴胡汤证，或桂枝汤证，或柴胡桂枝汤证等。其他方证，皆应详察腹诊及现症，用该方时，兼用鹤丸一钱五分或一钱而收效。

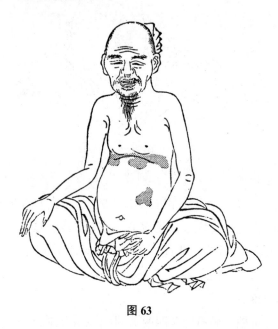

图 63

鹤丸方

大黄（七钱） 芒硝（五钱） 甘草（二钱） 人参 黄连（各一钱半）

上五味，为末，捣糊为丸。

此方为先师鹤先生所传，故称鹤丸。东洞家虽有名硝石大圆者，然与本方相较，则效力尚差。余数年屡用此方而获效，故不能秘之，而出记于此。

十三、大黄牡丹皮汤证图解

如图 64 所示，脐下有毒，按之则痛者，即此证也。所谓经闭、血块类，或乳岩，男女诸恶疮腐烂之类，多见此证。其余不问何病，脐下坚块，按之痛者，皆为此证。又，不仅限于此方，桃军圆或癥瘕圆，或芎归胶艾汤，或葛根加大黄汤类诸证，世所谓腐骨疽、乳岩类称难治者亦属之。

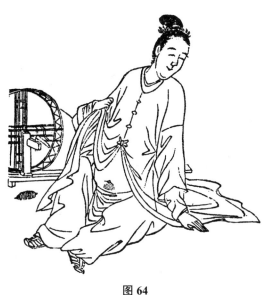

图 64

其余诸般恶疮腐烂者多，于此皆随证兼用丸散，不可草率从事。譬如恶疮腐烂，先审腹证，与本方四五日，每夜兼用伯州散二钱或三钱，时以梅肉散攻之，随毒厚薄，或从二分、三分至五分、六分，甚者用至一钱以上。若毒重烂甚，溃脓之类，云龙散倍加轻粉与之，其后因药而口中腐烂不能食者，一旬或二旬可愈。若病尚不愈，待口中腐烂愈后，复以云龙散倍轻粉与之，以毒愈为度。然服大黄牡丹皮汤时，因有大黄、芒硝，故不应投兼用此方。若有如上之兼用证时，停用本剂，而伯州散可兼用。梅肉散乃峻剂，则应隔五日或七日用之。

案： 此外，脐下有毒者，乃苓姜术甘汤、赤石脂禹余粮汤、八味丸等证。赤石脂禹余粮汤，按之脐下软而痛，下利，或便脓血，又有见脐上下右左按之皆痛者。八味丸证系脐下不仁，小便不利之证。

大黄牡丹皮汤

大黄（一钱二分） 牡丹皮（九分） 芒硝 桃仁（各六分）瓜子（一钱半）

上四味，以水三盏六分，煮取六分，去滓，纳芒硝，顿服。

十四、疮毒家阴茎腐落证图解

如图 65 所示，阴茎腐落，其状如烂肉窬，疼痛难忍。其腹证亦如图示，从脐下至鸠尾，有坚块，按之自若不动。其人羸瘦，时有寒热往来，手足心热，大便闭而不食。此为大承气汤证，仅以治疮毒之法而治之，故不愈。

不限于本证，大凡疮毒皆以内里有毒，俗称痼疾，疮毒难治，或鼻梁塌落，或耳废，或目盲，非生来缺陷者，皆因不知本于腹证去其伏邪，而滥用轻粉或用山归来之剂攻之之故。

余昔居京都时，有姓内田氏者，博涉医书，又善治病，闻余倡腹诊之术，投书乞做门人。余嘉其有志于医，深好此术，遂传以腹诊之法。一日，携一病人来乞诊，云："此人患疮毒，即世谓蜡烛下疳者，虽曾托疡医受治，然数月无效，遂阴茎腐落，疼痛难忍。余虽以小柴胡汤及德本泻心圆攻之，然仍无效，故请先生诊之。"余诊之，腹内有坚块，从脐下至鸠尾，按之自若不动，遂曰："此乃大承气正候也。"内田子诧曰："余虽曾博读医书，遍访名医，广闻奇谈，然先生所诊，未之闻也。故虽深信先生，但于此不能不疑。"余曰："子后学之惑，尚未尽释，故尔生疑。若此病，舍大承气汤而何？"乃与之，数月而愈。

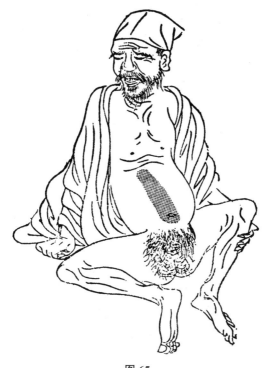

图 65

大承气汤方

厚朴（二钱四分）　枳实（一钱五分）　大黄（一钱二分）芒硝（六分）

上四味，以水三盏，煎取一盏二分，去厚朴、枳实之滓，入大黄，煎取六分，去滓，纳芒硝，顿服之，日三服。

十五、大黄附子汤证图解

如图 66 所示，此证以脐之四周有毒，绞痛难忍，或腹底冷寒，或身体恶寒，为腹诊之眼目。或胁下偏痛，或身冷恶寒，或脏寒。又，小腹及脐旁，或脐下，拘挛急迫而绞痛者，于此方内加芍药、甘草（各一钱），大效。以余屡试屡验，故述于此。

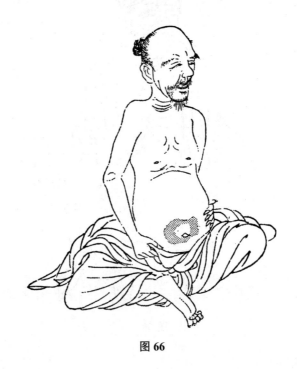

图 66

大黄附子汤

大黄（九分）　细辛（六分）　附子（一钱四分余）

上三味，以水一盏，煮取四分。

十六、大陷胸汤证图解

如图 67 所示，胸部高起，心下硬满，近手则剧，从心下至少腹硬满疼痛，身体稍动则腹鸣而疼，痛苦至甚，舌燥生苔，心中懊恼，脉沉而迟者，为大陷胸汤证。仓促诊之，颇似大承气汤证，若速下之，则死，或成危笃之证。此乃表热内迫之时，水热互结而成此证。

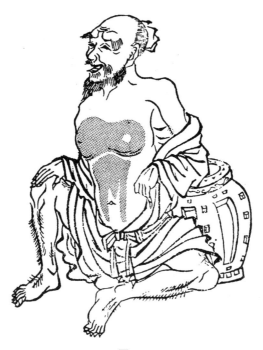

图 67

《伤寒论》云："太阳病，脉浮而动数（此下浮则为风云云十六字，为后人掺入，故删去），头痛发热，微盗汗出，而反恶寒者，表未解也。医反下之，动数变迟，膈内拒痛，胃中空虚，客气动膈，短气躁烦，心中懊憹，阳气内陷，心下因硬，则为结胸，大陷胸汤主之。"

动脉，谓动在关上，上下无头尾。微盗汗出，为表证入里之候。若恶寒止则为邪全入里，今反恶寒，是表邪未解，加之微盗汗出，亦属表未解而致。然医反误用下法，表未解，下之则表邪乘虚内陷，故不可下之。动数之脉变迟，乃结实之候。因下之而气上冲，膈内拒痛，此为气逆上冲。脉见动象，乃腹中动气奔腾之候。"胃中空虚，客气动膈"八字，为直释上文膈内拒痛之语，故有注文掺入之说。

"短气躁烦"，心下有水气，气逆上冲而短气躁烦。"心中懊憹"为心中气急。阳气乃热气，取其向外升发之意，名曰阳气，一旦内陷，则与心下水气相结，不得外散，故外无热而结于心下，因其硬故名"结胸"。大陷胸汤以大黄、芒硝散热结，甘遂逐水而奏效。

"伤寒六七日，结胸热实，脉沉而紧，心下痛，按之石硬者，大陷胸汤主之。"

本证为伤寒之邪六七日而后，径直成为结胸，非由柴胡证经误下所致。脉沉而紧，为里有实热水饮之候，大凡紧脉为水饮之脉。心下自痛，按之硬，此乃与前条病情为同样轻重之证候。

"太阳病，重发汗而复下之，不大便五六日，舌上燥而渴，日晡所小有潮热，从心下至少腹，硬满疼痛不可近者，大陷胸汤主之。"

太阳病非止一次而反复发汗，又加之攻下，使胃内津液殆尽，五六日大便不通，舌上燥而渴者，若单言舌上，乃示口不干燥之意。口燥，或口舌干燥者，为内实热结之候，属大承气汤证。此渴因伤津液不甚，故曰"舌上燥而渴"，当于此一句中看其深含之意。大便不通而致日晡所发潮热，其热轻微而不至大热，此类皆为审辨大陷胸汤证与大承气汤证疑似之处。本证由于汗下所致，亡津液，不大便，发潮热，其热与水互结而成结胸，故其水滞结于心下及胸胁，及从心下到少腹。须知此乃大陷胸证变证之一。

以上三条，最初一条，心中懊憹，有疑似于栀子豉汤证之外证。然栀子豉汤证以内无水气，胃中空虚，客气动膈为常见，其腹证为心下濡而无物。本证以有水气与热气相结，致心下硬满，两证有虚实之分。第二条为伤于寒邪之气，直接导致结胸，无疑似之证，为结胸证正候。最后一条是应形成大承气汤证者，因有水气，乃成结胸，故应辨其与大承气汤证之疑似处。

其他有疑似于大柴胡证者，应辨其往来寒热，但头汗出等，又有疑似于半夏泻心汤证者，心下满而硬痛者为结胸，但满而不痛者为痞。其外，尚须辨其寒实结胸无热证者及增损理中丸证。二编"辨人参汤证（下）"中，又有脚气冲心者，与结胸证有疑似处。此二证可由脉、证辨之。大凡脉沉紧而迟者，为实热结胸；四肢厥逆，脉虚微者，为寒实结胸；脉浮虚，由脚肿而致者，为脚气冲心，不可误辨。

又，病人心下痞硬不甚，胸不高突，但心下鸠尾处，仅当一指许，拒按，发作时疼痛欲死，亦为结胸。

余治此病，以德本直行丸，取泻下而收效。上述诸证，不可不详审细辨。

大陷胸汤

大黄（一钱二分）　芒硝（六分）　甘遂（五分）

上方以水一盏八分，入大黄，煎六分，去滓，纳芒硝一二沸溶后，纳甘遂末，顿服。

十七、大陷胸丸证图解（附一方）

如图 68 所示，胸骨高起，心下按之硬而不痛，常项背强急，俗称鸡胸，亦即所谓龟胸。本证多因胎毒所得，并非一时剧证，故无伏热或疼痛不可近手。

《伤寒论》云："结胸证，项亦强，如柔痉状，下之则和。"

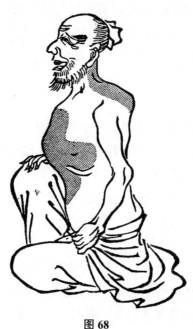

图 68

柔痉者，身体强，几几然。几几，为项背强直貌，俗称猪伸颈或反顾。此乃结胸之邪，迫及项背，故使项背亦强如柔痉状。若以大陷胸丸下之，项强则和，一如常人。不言"愈"而言"和"者，因有邪结，与形体有关之意。

若论用大陷胸汤与大陷胸丸之区别，和抵当汤与抵当丸之意略同。若有外邪所致或实热所致，一时所成之剧证，则以汤攻之，兼行解热之法。《伤寒论》云："此本柴胡证，医以丸药下之，非其治也。"亦即此意。或治胎气受病，或攻逐血块等陈病痼疾，汤药不能专力除结滞之毒，故以丸药治之。是故所谓龟胸、龟背及哑痫类得于胎毒之疾，渐增其毒，佝偻病疾，终生不愈。

佝偻病见于老人村夫，俗称背锅。此证《奇览》以为属葛根汤证，盖非也。既云"结胸，项亦强"，可知结胸项背强急，若成龟背者，当知为结胸邪重而致。

前述诸病，皆可以大陷胸丸治之。然此方为攻下剂，不可久服。因此，审其外证，或以小陷胸汤，或以旋覆花代赭石汤，或以半夏厚朴汤，或以厚朴生姜半夏甘草人参汤，常日用之，并加灸灼。龟背以病儿中指中节为尺寸量之，于第三椎骨节两傍各寸半，第七椎两傍各寸半，灸数十日。或取龟尿涂曲骨上亦可。龟胸，于肩上按摩彻灸，小儿尤可。隔五七日，以大陷胸丸下之，小儿用紫圆灭毒丸下之亦可。哑痫治法，大率亦准此例，或以瓜蒂散取吐。然若非良医，不可妄行使用，否则足以致害。

《奇览》云"有噎膈反胃，大陷胸丸证"云云，窃谓噎膈反胃无实证，不可妄用此方。

附：大陷胸汤又方

桂枝　甘遂　人参（各八分）　大枣（六分）　栝楼实（四分）

上五味，以水一合四勺，煮取六勺。

上方载于《玉函经》，以今《金匮要略》《伤寒论》不载此方，故此标出，亦一方也。本方较前述大陷胸丸力缓，以其方意考之，痰饮结实积于胸中，气上冲，心中痞硬、挛痛者，可试用之。

大陷胸丸

大黄（八钱）　葶苈　芒硝（各十六钱）　杏仁（六钱）

上药研末，为弹大丸（仅四钱）。

甘遂末（一钱）　白蜜（三钱九分）

上以水一盏二分，煎至六分，去滓，纳甘遂末，顿服。

东洞按：大陷胸丸，大黄（一钱六分）、杏仁、芒硝（各一钱）甘遂（二钱）。曰："葶苈以真赝不分，倍加甘遂，上为末，炼蜜为丹。"

案：以葶苈真赝不分，白芥子可代之，以古方控涎丹中用白芥子而推知。

十八、癥痼丸证图解

如图 69 所示，绕脐动，此所谓胎动也，天下人患此者十居

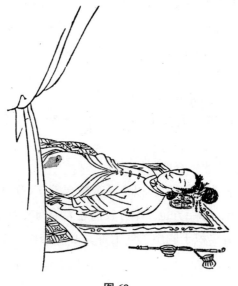

图69

六七。虽病未发之时无忧烦，但若发此病，即为世所谓劳瘵、中风等患。见郁郁心烦上冲，起则头眩，或筋惕肉瞤、小便不利、血证等诸证，当以胎动为据而明察此证。甚者自觉胎动上迫心胸，即所谓奔豚也。诊辨之法，中指根节置于脐穴，以指尖按之，或重或轻，则从胎动处脐底查到。

癥痼圆

茯苓　大黄（各二十钱）　牡丹皮　桃仁　芍药　桂枝　当归（各十钱）

上药研末，炼蜜为丹。

十九、磁石丸证图解

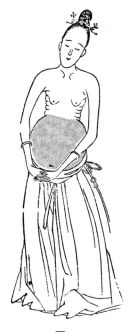

图 70

如图 70 所示，手足羸瘦，腹胀满，所谓膨胀，色青黄白者，据证毒投与本剂。每夜服二钱或五钱，小儿五分，随毒之浅深轻重，而慎思药量之多寡。

此方虽为《德本十九方》中之名方，然不为人知。余游历时，因故得之。其效神变微妙，学者用而可知。至其法方之密，见于他篇，但若有恳请入吾门者，将详传之。其他不详者仿之。

磁石丸

磁石　大黄（各十二钱）　浮石　桃仁（各六钱）

上药研末，为小豆大丸。每夜一钱，或一钱半，以白开水送下。（上稍违德本家药品分量，多效）

白虎汤类方证

一、白虎汤证图解（附二方）

如图 71 所示，腹胀，按之有力坚满，复手压之，觉胸腹肌肉发热，如循装有热灰之囊袋，渐应掌心而觉烙手，所谓无大热者，乃白虎汤之腹证也。

又，热厥而手足逆冷，似四逆汤之证者，亦属本证。欲分辨之法，若其腹状，已如前述，且见目中生赤脉，虽有舌苔，但干燥，牙龈亦燥而不润，且渴欲饮水。若诸证俱备，热势亢盛者，则成热厥。白虎汤证之口渴，自不待言。然四逆汤证，亦间有口渴之疑似证。虽有以其饮热、饮冷而别之之说，然亦难以定论，但其中尚可分辨些许。先试之以水一盏，待须臾见病者额上及眼中润泽者，为渴。若咽下冷水，忽然舌上火辣而干燥，手足振动似遇风寒者，为寒渴。然手足振动亦有寒热之疑似，热证虽见手足振，但呈拘急不自由之状；寒证则其振动无力，即所谓沉重之象，虽手摇，但有欲借凭扶之状。而且四逆汤证，腹皮松弛，似按熟瓜；虽偶见拘急者，然腹皮无力，腹底拘板，且腹胀而自觉空虚。此乃区别二方证之大略也。

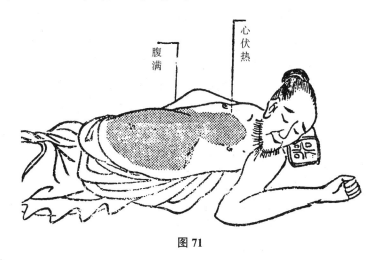

图 71

或曰：白虎汤之腹证，于胃经、肝经之行拘急。此邪及厥阴之经，故四肢厥逆。

《伤寒论》曰："伤寒，脉浮滑，此表有热、里有寒，白虎汤主之。"

滑脉者，圆滑而滑利有力也，此乃白虎热证之脉。然此"表有热，里有寒"二句，使人费解。表热里寒，当见四逆汤证，与白虎汤证正相反，疑为"表有寒，里有热"之讹误。然仅以一脉而断其表里寒热，非原书之例，盖可缺如，读者思之。

又曰："三阳合病，腹满身重，难以转侧，口不仁，面垢，谵语，遗尿。发汗则谵语，下之则额上生汗，手足厥冷，若自汗出者，白虎汤主之。"

三阳合病，表里证合见，以难辨其位，故名合病。此病，其难以转侧者，似属太阳病，但有腹满身重之证。若作阳明病，则有遗尿。其口不仁者，似属少阳病，但又有腹满等证。因其病位难辨，故曰三阳合病。

不仁者，食不知味也。面垢者，面如烟煤熏污之状也。此句以辨阳明之疑似。若阴病，口知五味，而面不垢秽。身重难以转侧者，若作表证而汗之，必因亡其津液而谵语加重。又以腹满谵语为内实而下之，则气冲急迫、额上生汗，手足逆冷。

案："发汗"以下至"厥冷"十六字，为插文，假此以辨不可发汗、不可攻下之忌。"若自汗出者"一句，当接前之"遗尿"句。若有前证而自汗出者，乃伏热之候也。其热伏于内外之间，此即为三阳合病，其热当以辛寒重剂清之，故以白虎汤主之。

又曰："伤寒脉滑而厥者，里有热，白虎汤主之。"

厥逆之证，有阴阳之别，不可不辨，故须审之以脉。今脉滑而有力，手足厥逆者，乃因里热而致热厥。

案：厥者，急迫也。治诸厥，皆藉甘草。

以上三条，前一条仅取其脉而不审证，"三阳合病"及"伤寒热厥"两条，并论白虎汤证之剧者。烦渴，固属白虎汤证，而不言其渴者，因病剧反不觉其渴也。

或曰：酒毒者，当用此方及五苓散加石膏；此方又用于阳毒赤斑，或因热而致利者，又可用于齿病热证。

白虎汤方

知母（六两） 石膏（一斤，碎） 甘草（二两） 粳米（六合）

上四味，以水一斗，煮米熟，汤成，去渣，温服一升，日三服。

附方：

白虎加人参汤

若本方证兼心下逼塞痞硬者，为白虎加人参汤之证。其痞按之不痛，但腹胀而有力，其辨如前。

《伤寒论》曰："服桂枝汤，大汗出后，大烦渴而不解，脉洪大者，白虎加人参汤主之。"

凡发汗，汗出之后，微见烦渴者，当察其脉。其脉不洪大而缓者，为病愈之候。若渴者，当与饮水。若虽大汗出，但大烦而渴，其脉洪大者，乃汗出表解而里热未除之候。此证大汗出后，而见心下痞塞。或曰"加人参"三字为衍文。

又曰："伤寒病（此三字，不依他例，"病"字若非衍文，"伤寒"二字当作"太阳"解。或曰：改作"太阳病"于理为优），若吐若下后，七八日不解，热结在里，表里俱热，时时恶风，大渴，舌上燥而烦，欲饮水数升者，白虎加人参汤主之。"

热结在里，则心下痞硬。心下痞硬，何以知其为热结？以其烦渴、干燥是也。表热乃发热也，以其恶风而知之。然则恶风非为常有，渐渐而减者，此表证将解。舌上干燥及口渴，此乃吐下津亡之候，然未见胃实。若胃实者，口舌干燥，则属承气之证。此病人，大渴，舌上干燥而烦，常欲饮水数升，不解其渴，然并非实饮数升，但以此形容，以示大渴之状。此证因吐下不解，而心下闭塞，热虽结而未成实，但烦渴乃白虎汤之正证，其中加人参之意，足可明之。

又曰："伤寒无大热，口燥渴，心烦，背恶寒者，白虎加人参汤主之。"

无大热者，不发热也，其解见越婢汤、麻杏石甘汤之条下，并为邪热伏里之候。口燥者，口中燥而舌不干。前条舌上干燥，口不干，吐下之后所致也。此条口中燥而舌不干，非经吐下也。要之，均未致胃实，故口干与舌燥不可兼而见之。心烦者，里热之候也。背恶寒者，始则周身恶寒，今仅背恶寒，乃为表解之候，与"无大热"相应。若依此条而论，前条时时恶风者，以示初虽发热，常常恶风，稍减至时时恶风之意。本条背恶寒，置于前条之下，以此推知，本条"伤寒病"乃"太阳病"之讹文。

又曰："伤寒，脉浮，发热，无汗，其表不解者，不可与白虎汤。渴欲饮水，无表证者，白虎加人参汤主之。"

脉浮、发热、无汗为表证，有表证，虽见稍渴，法当先解其表，故不可与白虎汤。其表解而入里者，发热止，而见身热，或见无大热，无汗转为自汗出，脉浮转为脉滑，且渴欲饮水，此所以言无表证也。前两条恶风寒似有表证，然彼皆表证欲解之候，不可说表证不解，故此条重辨其疑。

以上四条，皆曰"加人参"三字，属之衍文，不亦可乎？若辨其说，非《伤寒论》原书，则难以尽悉。《金匮要略》曰："太阳中热者，暍是也。汗出恶寒，身热而渴，白虎加人参汤主之。"此加人参之证亦属不详，故先哲多删之。或曰：肩背急，渴，鼻中出浓血，或小便不利而出者，白虎加人参汤主之。尚未试之。

白虎加桂枝汤

若白虎汤证兼骨节烦疼，气冲逆而作呕者，白虎加桂枝汤之证。此方加桂枝之意，兼和肌表而降冲逆。

《金匮要略》曰："温疟，其脉如平，身无寒，但热，骨节疼烦，时时作呕，白虎加桂枝汤主之。"

疟乃寒热发作有时之病。《金匮要略》曰："阴气孤绝，阳气独发，则热而少气烦冤，手足热而欲呕，名曰瘅疟。"瘅疟，亦即温疟。瘅者，热也。此病使人消铄肉脱，故称瘅疟。里热独发，故亦称温疟。此病邪气藏于内，故以白虎汤为主方。另，因邪气舍于分肉之间，而见骨节烦疼，故加桂枝。时呕者，并非常呕也。发热时呕，此气逆所致，亦为桂枝所主。

白虎加黄连汤

若癫痫热证，血气冲逆，眼目赤热，或肝积迫于胁下，于白虎汤中加黄连。

案：大凡白虎汤，通治阳明脉洪大而长、不恶寒反恶热、头痛、自汗、口渴、舌苔干燥、目痛、鼻干、不得卧、心烦躁乱、日晡潮热，或阳毒发斑等证，亦当随证加人参而用之。

二、竹叶石膏汤证图解（附一方）

如图72所示，胸满，气逆喘咳，虚里跳动，少气欲吐，腹中软弱，背上不舒，动气亢剧，脉见虚数，午后、暮前潮热，五心烦热，渴欲饮水，虚赢肉脱，肌肤枯燥者，为竹叶石膏汤之证。

此方乃白虎汤加人参，去知母，加竹叶、半夏、麦冬而成，所治如前述诸证。所加之药，有祛痰止咳、除烦润燥、养阴降逆之功。白虎汤证，如前所述，为表解入里，邪气于心中而见热状，所有症状为邪气盛实而无虚象。竹叶石膏汤证，乃大热已

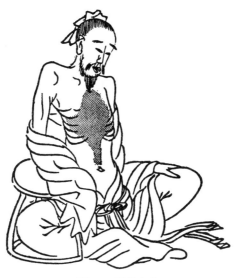

图72 部位上焦

去，余热未尽，正气来复，发为烦热、气逆之证。用此方者，必先得其大要，临病当细审之。

《伤寒论》曰："伤寒解后，虚羸少气，气逆欲呕者，竹叶石膏汤主之。"

伤寒邪热虽解，而正气未复，肉脱虚羸，余热尚存，病在心胃，急迫气逆，呼吸不续，气冲欲吐而少气。所谓"欲呕"，俗称"恶心反胃"，其余详于前文。

麦门冬汤

若似竹叶石膏汤证，而无烦渴，且兼痰湿犯肺，咳嗽，痰黏难咯，咽喉不利而声嘶，或声哑不出；其腹状，腹满累及上腹，气逆上冲，少腹柔软，为麦门冬汤之证。

此方以麦冬为君，用量亦大，以润燥除烦、止咳降逆。或曰：虚劳咳嗽，痰黏难咯，或咳血、衄血，以本方随证加地黄、石膏；或狂痫冲逆者，加石膏、黄连。或曰：大逆上气，咽喉不利，止逆下气者，麦门冬汤主之。

大逆，乃咳剧而气逆之谓。气逆者，气逆而迫于上部，与"冲气"或"气上冲"之意殊异。冲气者，气上冲胸；上气者，但气逆于上部，例曰上气、面浮肿、肩息云云。所谓咽喉不利，乃咽喉不通畅，声音不利，痰液黏滞，不易咯除之类。此乃虚火上炎，犯于肺部所致，故主以麦门冬汤，止咳降逆。

附方：

竹叶石膏汤方

竹叶（二把）石膏（一斤）半夏（半升，洗）人参（三两）甘草（二两，炙）粳米（半升）麦冬（一升，去心）

上七味，以水一斗，煮取六升，去渣，内粳米，煮米熟，汤成，去米，温服一升，日三服。

麦门冬汤方

麦门冬（七升） 半夏（一升） 人参（三两） 甘草（二两）
粳米（三合） 大枣（十二枚）

上六味，以水一斗二升，煮取六升，温服一升，日三夜一服。

十枣汤类方证

一、十枣汤证图解

如图 73 所示，心下痞硬而满，引胁下痛，心下、胁下等处
以指按之，稍触即惊惧而痛，或咳则胁腹引痛，或动身举手，则
应之而游动疼痛，或呼吸急迫而痛，皆属此类。

此乃胸间心下有水，不能下行所致，故名之曰"悬饮"。悬

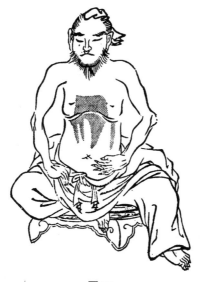

图 73

者，悬挂于空间也。《金匮要略》云："饮后水流在胁下，咳唾引痛，谓之悬饮。"

本方主治证，或为支饮，或为咳家，皆见胸间、胁下、心下水饮停滞引痛者。

《伤寒论》曰："太阳中风，下利、呕逆，表解者，乃可攻之。"

太阳中风，表邪因水气而入里，致下利、呕逆。表证未解者，不可治其下利、呕逆。若治其表，表邪散，则下利、呕逆自止。若表解后，仍下利、呕逆者，为水饮所致，即应攻之而去其水。

"其人漐漐汗出，发作有时，头痛，心下痞硬满，引胁下痛，干呕短气，汗出，不恶寒者，此表解里未和也，十枣汤主之。"

本证为悬饮兼太阳中风证。漐漐汗出，为微微汗出貌（漐漐汗出，为连绵汗出之意）。遍身漐漐，为微似有汗，其汗为发作时有，素常则无。若有表证，则虽不发作，但亦常有汗出。头痛亦非表证，为水气冲逆而痛。心下痞硬满，引胁下痛者，并非热结，心下痞硬乃心下有水气所致。此心下痞硬满而干呕者，非因表邪所致。"汗出，不恶寒者"，可知表证已解。此汗出并非所谓漐漐汗出，乃指表证欲解之际，暂时汗出而恶寒止。此证为水气在里，表证解后，里水未除所致。

十枣汤并非清泻里热之剂，乃为驱逐里水、和谐表里之方，故其所主以心下痞硬而满、引胁下痛为本证关键。若攻之而泻下水浊，则余证随之而解。虽表解，仍有头痛、干呕等症状，此皆为里水所致。本证虽本于中风，表邪内迫，但因其未成实热，故有头痛、汗出等外证。其水结而不致于结胸，病状仅表里不和，由此可知十枣汤攻逐悬饮之意。

《金匮要略》云："脉沉而弦者，悬饮内痛。病悬饮者，十枣汤主之。"

悬饮之意，已如前述。

又云："咳家，其脉弦，为有水，十枣汤主之。"

咳家，其脉弦者，亦属悬饮水气，当有引痛之症，故以十枣汤主之。

又云："夫有支饮家，咳、烦、胸中痛者，不卒死，至一百日或一岁，宜十枣汤。"

大凡心胸疼痛者，不至危急卒死。夫本心下有支饮者，咳嗽而烦，其每咳则胸中疼，非为急卒之证，然日久不治亦死。因其亦有引痛，故宜用十枣汤。

综观以上诸证，其悬饮、咳家，不论属外邪侵袭，抑或胸间心下有水气，以有引痛者，为十枣汤证之眼目。故不只限于心下、胁下有水，或在于脊背骨之间按之即引痛者，若再见手臂、腰、脚挛痹，亦可拟用十枣汤。其证轻者，刺其痛处，可使出血，此法可用于痛在脊背者，在心下者则不可用。盖大枣可和水气所致之挛急，此方甘遂、芫花、大戟三味并以逐水。虽云逐饮，而按之挛引而痛者，则以大枣和缓之。

又案：此方名深师朱雀汤。《伤寒论》中有白虎、青龙、玄武之方名，亦不可无朱雀之名。盖此朱雀之名者，为其方之古名，以其用大枣十枚，故名十枣汤。其四神之名，乃以主药之色名之，并无深意。白虎取石膏之白色，青龙取麻黄之青色，朱雀取大枣之赤色，玄武取附子之黑色之意。

证曰："治久病癖饮，停痰不消，胸膈间有水，时时头眩痛，苦挛，眼睛、身体、手足、十指甲尽黄，胁下亦支满，饮辄胁下引痛。"

此亦与悬饮证合参之。

十枣汤方

芫花　甘遂　大戟（各等分）　大枣（五分）

（克按：大枣五分，恐属传写之误，用六钱甚效。）上四味，前三味粉为末。又可作丸。以水一盏二分，煮枣取六分，去滓，入散一钱，顿服之。

稻叶翁云：腹中有坚块，其状细长，按之紧张，时时掣痛者，为十枣汤证。且其坚块之状，从胸端至脐旁，如按长四五寸许粗竹，或从胸至腹，细长而紧张，或短而在胁旁，以手触而有物状，不论其大小长短，但着眼于"掣痛"二字。掣者，牵引、抖动而痛也。大凡有痰饮而咳者，或四肢或腰腹掣痛者，不问有无他证，皆以胸腹掣痛为据，而用十枣汤有神效。

余用此方，觉其疗效如神。以大枣十钱或五六钱，以水一盏半，煎取六分，去滓，入甘遂末，调和顿服之，有效。然甘遂末应据病邪深浅而定其分量，或二三分，或四五分，甚者可至一钱。若服后病人瞑眩、吐泻如倾者，不必恐慌。

又，本方作丸之法，略述于下：

芫花（日本产者不可用，名萨摩藤者可入药用）　甘遂（质佳而肥者）　大戟（日本产者不可用，有名曰女大戟者可用之）

上三味，各等分为末，大枣质佳而肥者取其肉，和药为丸如小豆大。

二、甘遂半夏汤证图解

如图74所示，心下坚、腹满、青筋暴露，为甘遂半夏汤证。

其心下坚者，似枳实汤、桂姜草枣黄辛附汤之腹证，状如覆杯，应据各自外征审辨之。又，其青筋暴露者，似大黄甘遂汤证，而彼心下不坚满，是其区别。有腹胀满而无青筋暴露，但心下坚满者，亦属甘遂半夏汤证。此坚满为留饮，加之血结所致而成。半夏、甘遂逐心下停痰留饮，甘草、芍药散血结、缓挛急，是故外证必见短气，或者痰饮病变、胁下挛痛等证。

《金匮要略》云："病者脉伏，其人欲自利，利反快，虽利，心下续坚满，此为留饮欲去故也，甘遂半夏汤主之。"

案：本条有倒文，"此为留饮欲去故也"八字，应在"利反快"之下，所言为病人脉伏而不见，未服药之前，自欲下利。大凡下利者，不当以利为快，何以言之？乃因病而利故也。然其自利反快者，因其留饮欲随利去，故反快。胃中留饮下行，随自利而去，因其病邪自解，故利反快。或心下初时坚满，虽不利而不愈，不久续坚满者，为虽下利，但留饮不尽去，故以甘遂半夏汤

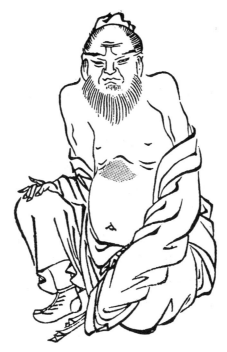

图74

下其留饮而治心下坚满。伏脉并非绝脉，沉、伏仅能应指。

又案： 此下利即为水泄。

有云："胁下痛，喘息，若稍压痛处，即惊惧而痛者，用此方。"

愚案： 此证与十枣汤证类似，彼亦见心下痞硬、引痛，为悬饮，应将两方证对照鉴别。十枣汤证以引痛为主，而甘遂半夏汤证以心下坚满为主，是其两者区别。

甘遂半夏汤

甘遂（大者，三枚） 半夏（十二枚，以水一升，煮取半升，去滓） 芍药（五枚） 甘草（如指大一枚，炙）

上四味，以水二升，煮取半升，去滓，以蜜半升和药汁，煎取八合，顿服之。

三、大黄甘遂汤证图解

如图 75 所示，腹部胀满，身体羸瘦，皮下青筋暴露者，为大黄甘遂汤证。

所谓鼓胀，腹皮青筋，取名鼓胀者，腹皮胀急如鼓，按之觉内空而不甚硬实，如循鼓皮，甚者腹皮紧张，呼吸急迫，心下急痛，烦闷苦恼。本证为水血互结所致，而其根本乃由血证变来，无论男女，皆可患之。

《金匮要略》云："妇人少腹满，如敦状，小便微难，而不渴，生后者，此为水与血俱结于血室也，大黄甘遂汤主之。"

敦，音对，为祭祀时盛黍稷所用之器。腹胀似敦，故曰"如敦状"。小便不利而渴者，似猪苓汤证，故本证曰"不渴"。生后者，谓生子之后也，此乃与妊娠相区别。此乃产后恶血停留，下行不利，凝结于血室，与水气互结，如此而致腹满，故以甘遂散结逐水，阿胶活血，大黄伍甘遂行血逐水。此乃妇人病，故曰少腹满。本证但少腹满者为轻证，重者通腹胀满。初得易治，一旦下之后复胀满者难治，且老人及久病晚期者，亦难救治。

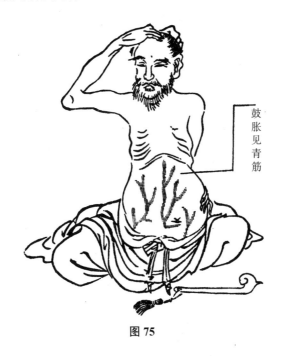

鼓胀见青筋

图75

施用本方时，大量吐泻虾血、恶浊之水，而后腹胀忽减，将息调理，再次用之，二三次后邪尽而病愈。其中有正气虚脱而死者，或有气力疲乏，不堪屡攻者，不治。审其八诊，察其虚实，乃可治之。

青筋见于皮下者，为瘀血。急者，针刺出血可暂缓其痛苦而无害，或针药兼施亦可。余亦详述于《奇览》中。

大黄甘遂汤

大黄（四两） 甘遂（二两） 阿胶（二两）

上三味，以水三升，煮取一升，顿服之，其血当下。

215

四、鹤家甘遂桃花汤证图解

如图 76 所示，其证似四逆散之腹证，腹不苦满，唯心下痞满而软，水声微鸣沥沥或雷鸣者，属此方证。若与人参汤，或甘遂半夏汤，或术防己去石膏加茯苓芒硝汤，或大陷胸丸等无效者，与此方尤效。

考明此腹证者，为茶人大口如翁之女直也（茶人大口如翁为播州二见处士室谷某之弟）。彼，女子也，发明古人之未达者，厚爱医术若斯，堪谓此道之功臣也。

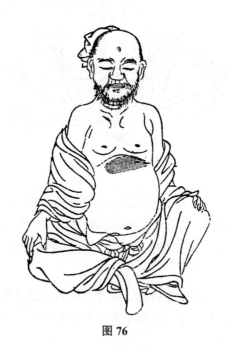

图 76

鹤家甘遂桃花汤方

甘遂（一钱） 白桃花（一钱五分） 大黄（五分）

上三味，以水一盏二分，煮取六分，去滓，纳甘遂末，空腹顿服。若如前方证，见心悸、胸痛而水肿者，可用桃花散。

桃花散方

白桃花（四钱半） 黄连 大黄（各一钱）

上三味，研末，以白开水一盏五分送下，药后瞑眩者有大效。

五、小陷胸汤证图解

如图77所示，从心下至下脘附近之间硬胀，按之痛甚，若身动则胸腹应之而痛，痛甚则肩背强，乃热邪聚于胸中之故也。

此证虽为水气与热邪互结，但不至于大热坚硬而实，故名小结胸。半夏、瓜蒌化痰饮，除水气，黄连除心胸之热邪。不伍以

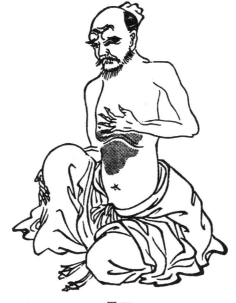

图77

大黄、芒硝、甘遂等攻下之药，故虽心下硬，而不致坚硬，虽胸满而不高突。

《伤寒论》云："小结胸病，正在心下，按之则痛，脉浮滑者，小陷胸汤主之。"

小结胸病，其部位正在心下，然不似大结胸证石硬而满、疼痛不可近手，但见按之则痛，脉亦不至于沉实等结实之象，浮滑有力者，为水热互结于胸膈之间，轻度聚结而已。其所以言轻度结聚者，以其心下按之则痛。无论大结胸证抑或小结胸证，都须以在心下诊察之为法。由此推论，痰饮壅塞胸中，心烦者，可以小陷胸汤主之，又可治有痰饮而胸中嘈杂者。饮食停滞于胃脘，消化不良，吞酸者，为吴茱萸汤证。

又案:《伤寒论》中有云："寒实结胸，无热证者，与三物小陷胸汤，白散亦可服。"甚疑之。寒实结胸，为枳实理中丸证。小陷胸汤治热，不可以治此证，盖误也，望读者思诸。

小陷胸汤

黄连（一两） 半夏（半升，洗） 栝楼实（大者一个）

上三味，以水六升，先煮栝楼，取三升，去滓，内诸药，煮取二升，去滓，分温三服。

建中汤类方证

一、小建中汤证图解（附二方及虚劳、劳咳辨）

如图 78 所示，腹部肌肉紧张，抚之宛若鼓皮，然与鼓胀不同。鼓胀者，胀而膨隆，此但腹肌绷急。

腹部两行绷急，上下如竖立二竹，深按紧如弓弦，正按则腹底不实。中脘以上动气甚，按压则胸中突突跳动。四肢肌肉消瘦，手足心烦热，脉浮大无力。此乃小建中汤证。

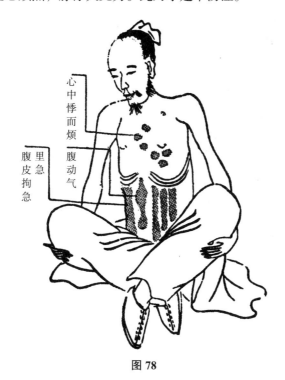

心中悸而烦

腹动气

里急
腹皮拘急

图 78

　　或虽腹部上下无如立二竹之征，若循鼓皮之象，然整个腹肌紧张，垂直深按，其人觉酥痒难忍。虽非定见酥，以间有是证，故记于此。此证虽不若拘挛急迫、四肢瘦削之虚证，但亦为此方之腹证。

　　本方由桂枝加芍药汤化裁而成，因其血结拘急更甚，故用甘草、饴糖，取其甘缓之意。此证虽有腹痛一证，但与加芍药汤证有缓急之分，彼痛有休作，此则痛无休止。另与实证腹痛亦当有别，实证腹痛，腹内必有实邪；此则但见里急，无实邪，且腹痛如扯如拉。是以当审桂枝汤之方义，据其加减，相互发明，定能解惑，不致牵强臆断。

《金匮要略》曰："夫虚劳，里急，悸，衄，腹中痛，梦失精，四肢酸痛，手足烦热，咽干口燥。"

虚劳乃病名也，古人皆以证命名。虚者，有场所无实物之谓。皮骨为场所，其内实物者，乃血肉精液也。今精液不润肌肉，血液运行不畅，则肌肉削减，筋脉萎软，面无血色而㿠白，皮骨虽存，无物以充，故曰虚。《金匮要略》曰："男子面色白者，主消渴及亡血。卒然喘、悸、脉浮者，乃里之虚也。"此之谓也。亡，乃应有而无，血少之谓。劳，疲劳也。血不荣肌肉，精不充骨髓，虚热入骨，手足心热，四肢疼痛，梦失精，手足削赢，不能远行，故名劳。"里急"之"里"，即"表里"之"里"。皮肤之里，紧张应手者，筋脉也。悸，乃心悸，胸中突突跳动之意。衄者，鼻出血也，此因冲逆所致。因里急，故腹中痛。因妄想，故梦失精。精者，静则内守，今内虚而失守，故梦而失也。此亦下焦之虚。手足心烦热，乃手足心热而心中烦也。酸痛，酸楚倦怠而疼痛也。咽干口燥者，为气血冲逆，虚热之候，与口舌干燥不同。口舌干燥为胃中实热之候，因而舍舌而称咽干口燥，乃仅口咽中干燥也。总之，此乃虚劳之证也。

《伤寒论》曰："伤寒，阳脉涩，阴脉弦，法当腹中急痛。"

又曰："伤寒二三日，心中悸而烦者。"

上述诸证，皆伤寒外来邪气所致。若为一时变证，虽不悉具其证，然大抵均伴随前述之腹证。与小柴胡汤证腹痛之别，详论于柴胡汤证下，此处从略。其他不问其病因若何，据此腹证，考虑应用本方。

黄芪建中汤

若见前述腹证，而肌肤枯燥之甚，或自汗、盗汗者，当用黄芪建中汤。

《金匮要略》曰："虚劳里急，诸不足。"

所谓诸不足者，乃气血皆不充足也。

案：黄芪有布达正气、运行津液之功。诸肌表不足，乃皮肤燥而不润，卫气不固腠理，津液外泄，故见盗汗、自汗。黄芪达正气，布津液，腠理固而瘀血自降，小便通利而肌肤润泽。黄芪虽治自汗、盗汗，但若非因正气不足所致者，则不可以其为主用之。余门之用黄芪，不拘汗之有无，但诊得肌肤正气不足，用之而无误。

大䗪虫丸

似小建中汤证，而虚羸极甚，肌肤干燥，且腹满挛急，按之硬痛者，此乃干血也，为大䗪虫丸之证。（《金匮》误作大黄䗪虫丸。大黄䗪虫丸，乃下瘀血汤原方。详于《类证本草》）

《金匮要略》曰：五劳虚极，羸瘦腹满，不能饮食[①]，内有干血，肌肤甲错，两目黯黑，缓中补虚。

甲错，如鱼鳞之状，粗而干燥，色暗黑。此证较小建中汤更为血亏，方中以四虫、干漆、桃仁破其血结癥积。由此而究之，桂枝汤因其方中有芍药，亦有虚劳之兆，其后渐成腹满时痛之加芍药汤证；至小建中汤证，虚劳遂成，故见里急挛结，重者即本方之干血证。上述诸方皆因正气亏乏，失其健运，血滞不和，故虽有浅深轻重之别，但皆属正气不足，其理则一。读者细审桂枝汤本意，溯其流而究其源，若循其流而极其末，便知河源所出。

此方可转用于鼓胀、血症（温药送下）、产后血肿、水胀（若不解者，随证兼用此方）、瘰疬（兼用薏苡附子败酱散或排脓黄芪之辈）及小儿癖瘕等病。或曰：劳咳，吐白沫中带血丝者，用之有效。

---

① 饮食：《金匮要略·血痹虚劳病脉证并治》中此后有"食伤、忧伤、饮伤、房室伤、饥伤、劳伤、经络荣卫气伤"。

附：虚劳、劳咳之辨

虚劳之解，详见于小建中汤下。此证不限于少壮者，五六十以上人亦有之。《金匮要略》曰："人生五六十，其脉大者，痹挟背行，苦肠鸣，马刀侠瘿者，皆为劳得之。"然而今有小儿疳劳之名。又，男女十五六岁至三十岁前后患名劳咳者，与《金匮》所述不合，其证大抵咳嗽、吐痰沫，且日晡所发潮热，或痰中带血。以此验之，与《金匮》所谓肺痿证者颇为吻合，其证曰："肺痿之病，若口中辟辟燥，咳即胸中隐隐痛，脉反滑数，此为肺痈，咳唾脓血。脉数虚者，为肺痿；数实者，为肺痈。"凡内外热实，痛甚成脓者，为痈，属阳证；热微无痛痒，不成脓者，为痿，属阴证。不称疽而称痿者，以其痿软无力故也，因其气血不能周流而名之。以肺藏于内，不可见之，故不言疽而言痿。痈以其吐脓，其物可见。古之病名，皆非臆断，于斯可见。此证以肺痿治之则效。若虚劳者，当用桂枝加樱皮汤、黄芪桂枝汤、小建中汤、黄芪建中汤、大黄䗪虫丸等，皆审证用之。此证兼用伯州散有效。若骨蒸发热难者，于地骨皮散中兼用方丹。若少壮劳证，因血郁而致者，当刺络去其血。

冈埜大通曰："治劳热之妙药，莫若地骨皮，然今用于劳咳而无效，与其证不符故也。真劳证用德本之地骨皮散、济世地仙散、宝丹润体圆、牛黄清心丸之类有效。若为劳咳，以肺痿治之多效。"

德本翁云：无论男女，劳心耗气，荣血闭滞；或房事不节，肾阴虚耗；或气虚体瘦，又因患风寒，屡用发散之品，虽有以上诸证不同，然不拘男女老少，皆因血脉罹患，血为热减，故面黑而瘦，脉见数象，又因热而生虫。仅以宝丹，擅治劳瘵云云。

高阳朴翁曰：女子自十五六岁至二十岁前后发劳证，男子二十岁至三十岁左右发劳证者，大抵因其人天禀笃实丰厚，慎于色欲者；或女子养于深闺，天癸旺至而不能遂其欲，生为此病。

肾精欲开而反郁滞，则应增而反减，任脉瘀血日积，且迫于心，若不刺其络则无效，且应兼以导引以和气血云云。

愚案：大凡男女少壮发劳证，其天禀笃实丰厚者，大抵为胎毒，是以心气郁塞不开，笃厚盛实之故。多为小儿疳证，一旦病愈，至少壮精旺气开时，因郁滞而发为此证。虽则称之肺痿，然亦下焦虚衰，气血上迫，凝滞而成，是以当以针灸助其治疗。其刺络之术，亦一家之言。余虽经年用之获效，然此不赘述。

附方：

地骨皮散（《德本》）

地骨皮　柴胡（各大）　知母　秦皮（各中）　黄柏（小）

上五味，为末服之。

地仙散（《济世》）

地骨皮（二两）　防风（一两）　甘草（炙，二两）

上三味，为末，每服四钱。

以上二方，皆治虚劳。

方丹

本方系信州胡岸武田子胖家所传，乃德本翁神效方。子胖屡用以治骨蒸劳热及癫狂等证，详于口授。

黑铅（五钱）　水银　沉香　真珠　龙脑（各三钱）　麝香（二钱）　金箔（百枚或一百五十枚）

上六味，为末，蜜丸，以金箔包之，埋于土中三旬以上，取出服之。若急制，则于方中加一钱或五分黄土。黄土当取地下清净者，并以水飞。每服二三分或七八分，以冷水送下。狂证加丁香三钱或二钱，牛黄二钱，其后以玉丹下之。

小建中汤

桂枝（三两，去皮）　甘草（三两，炙）　大枣（十二枚，擘）　芍药（六两）　生姜（三两，切）　胶饴（一升）

上六味，以水七升，煮取三升，去滓，内胶饴，更上微火消解，温服一升，日三服。呕家不可与建中汤，以甜故也。

黄芪建中汤

于小建中汤内加黄芪一两半，余依上法。气短胸满者加生姜，腹满者去枣，加茯苓一两半。乃疗肺虚损不足，补气加半夏三两。

大䗪虫丸（依《金匮要略》大黄䗪虫丸补入）

大黄（十分，蒸） 黄芩（一两） 甘草（三两） 桃仁（一升） 杏仁（一升） 芍药（四两） 干地黄（十两） 干漆（一两） 虻虫（一升） 水蛭（百枚） 蛴螬（一升） 䗪虫（半升）

上十二味，末之，炼蜜和丸小豆大，酒饮服五丸，日三服。

二、大建中汤证图解

如图79所示，块状物从腹中上冲，迫于心下，起如有头足，

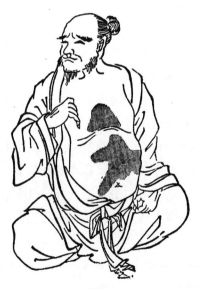

图79

且活动见于腹皮上，大急痛欲死。其块状物，虽不以手按之，仍剧痛不可触近，干呕，周身冷汗如流，为大建中汤证。较轻者，觉时时攻冲心下，干呕、心腹急痛、身冷者，亦属本方证。用此方，效若桴鼓响应，下咽即愈。

《金匮要略》云："心胸中大寒痛，呕不能食，腹中寒上冲皮起，出见有头足，上下痛而不可触近。"

此证为下焦寒气上冲而致疼痛，故曰寒痛、寒上冲。见有皮起，出有头足者，以其突起而动也。甚者觉块状物如瓜大小。然以上下痛甚，其块不可按，痛愈时，其块或有或无。妇人多为积冷滞下。

另如图80，时时如蛇如鳗游于腹中，或觉头处痛，或觉尾处痛，其势不可忍，诸药不效。其余所患，因人而异，皆非此方不治。

如图80所示，其腹状有三种，详审腹证，治疗方可奏效。

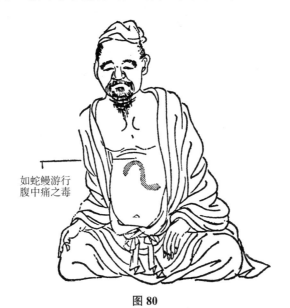

如蛇鳗游行
腹中痛之毒

图80

又云：本证亦间有见于下瘀血汤证中，当审之。图及方见于该条下。

如图81所示，腹部平时如常人，病发则腹皮蠕动似波浪；或腹部平时按之如常人，病发时则忽有块物游走，上下往来，疼痛不可触近。又时有如小囊状物，忽去如无，复来时疼痛难忍，若觉在腹中，又忽转于背，若觉在背，又忽来腹中。

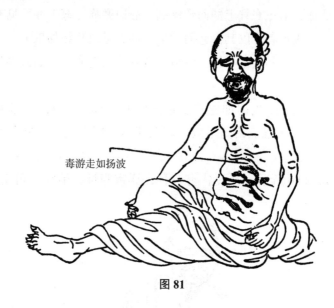

毒游走如扬波

图 81

详审前三图腹诊之状，不拘于某某病名，皆可以此方治之。

大建中汤

蜀椒（二合，去汗） 干姜（四两） 人参（二两）

上三味，以水四升，煮取二升，去滓，内胶饴一升，微火煎取一升半，分温再服，如一炊顷，可饮粥二升，后更服，当一日食糜，温复之。

三、当归建中汤证图解

如图82所示，腹中拘挛急迫，腹底如张数绳，小腹、腰背引痛，或手足痛而浮肿，或卒然手足挛痛（俗云转筋），或血症虚羸、气息将绝者，本方用之大效。若见小建中汤之腹状，而少腹拘急，痛引腰背，或腹中刺痛少气者，当归建中汤证谛也。刺痛者，痛若锥刺，血气不和而痛也。少气者，息短而弱，气短之谓也。

此证右侧脐旁可及硬结之物，斜按则腰背痛引股侧阴器，其兼并小建中汤之腹证。当归芍药散、芎归胶艾汤之腹证，略与其相似，详见各篇，于此从略。

案：凡重病，世医不治者，或大承气汤，或桃核承气汤，或大黄牡丹皮汤等证赅备，而久攻者，时见其毒瞑眩而动发为诸证。审其所发之证，屡攻不辍，并攻原发之症，经月积日，即可

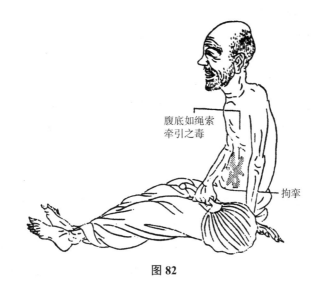

腹底如绳索
牵引之毒

拘挛

图82

痊愈。凡以下剂攻下后，即上冲拘挛或作急迫者，用桂枝加桂汤；面浮肿、手足挛痛者，用当归建中汤；上冲头眩，小便不利，用苓桂术甘汤；或发上冲，胸胁苦满等柴胡桂枝汤诸证者，虽不胜枚举，但根本乃血气动也，多为当归建中汤证。学者慎思而用，即得其要。传云：当归建中汤证脱血者，可于此方内多加刘寄奴用之。

　　当归建中汤

　　当归（一钱四分）　芍药（一钱二分）　桂枝　生姜（各六分）　甘草（四分）　大枣（十二枚）

　　上六味，以水一盏半，煮取六分。

　　若大虚者，加饴糖三钱；失血过多或血崩出血不止者，可加地黄、阿胶。传云：其证浓煎广东人参二钱，时时用之即可。

四、人参汤证图解

　　如图 83 所示，胸中痞，心下按之硬，胸腹或腰脚冷，小便频数，大便下利或鹜溏（不成形之便），或心腹痛，或胸痹，或喜唾，胸中心下不适者，乃人参汤证。此证虽以心下痞硬为主，然腹状同大柴胡汤等证不同。虽无力而胀满，但按之不引痛，脐下益觉无力。此乃中焦寒冷，胃上之寒饮不散，胃阳衰而腐磨无力，因致胸中、心下之患。故霍乱、吐泻而不渴之类，均因脾胃运化无力，应以见证对察之。

　　该方人参、白术、干姜、甘草等量，开痞散饮，温寒利水，缓急，以复胃阳，于是水谷分利，谷化而水不停，中焦得以理化，故为理中。开痞塞，去停水，以参、术为主；温中缓急乃干姜、甘草之合力。而若辨其病之所在，主以胃口之痞塞。是故若非人参率先，不能获效，因而取人参为名，以示将帅之任也。

干姜甘草汤，散寒缓急，达于下焦。其意，其方下辨之。

《伤寒论》曰："伤寒。服汤药，下利不止，心下痞硬，服泻心汤已，复以他药下之，利不止，医以理中汤与之，利益甚。理中者，理中焦。此利在下焦，与赤石脂禹余粮汤主之。"

伤寒，初因误下而利不止者，虽服汤药，利仍不止，心下痞硬者，为泻心汤之证，虽服泻心汤仍不止，因而又攻其实邪，复以他药下之，利更不止。一医见前之误治，乃以为中焦虚寒，以理中汤与之，欲调中焦，利又不止，却益甚。理中者，调理中焦也。此利不在中焦，而在下焦，若非赤石脂禹余粮汤以达下焦，则不能主治也。泻心汤，当为甘草泻心汤。"复"之字，可见初有误下之意。理中之下，乃作者之判断也。不言补中，而谓理中者，盖古人之意也。从上条可见，非论理中丸之主治，而用理中之辨却甚明了。若与吴茱萸汤并读，可区别上中二焦之证。病理

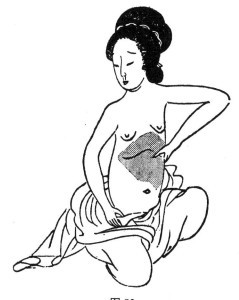

图 83

虽一，但要随其所在之部位施其主药。

又曰："霍乱，头痛、发热、身疼痛、热多、欲饮水者，五苓散主之。寒多、不饮水者，理中丸主之。"

霍乱，乃挥霍撩乱之病名。挥霍，即挥动也；撩乱，即东抛西掷也。此病吐利、转筋，故有此名。头痛、发热、身疼痛而渴者，表证多而热甚。五苓散，以桂枝为主，伍以利水之药，属和表治水之剂也。寒多者，发为吐利、逆冷、转筋等证，不欲饮水，理中丸主之。此并论霍乱吐利寒热之治法者，其辨别甚明矣。

又曰："大病差后，喜唾，久不了了者，胃上有寒，当以丸药温之，宜理中丸。"

了者，归结也，完结也。大病差后，喜唾久久而不全愈，复如常人。此乃胃上有寒，当与温剂之丸药，渐暖可愈也。其丸药非理中丸莫属。喜唾，俗谓吐唾。胃乃心下之位，人参主之。

枳实薤白桂枝汤

《金匮要略》曰："胸痹，心中痞气，气结在胸，胸满，胁下逆抢心，枳实薤白桂枝汤主之，人参汤亦主之。"

胸痹，乃胸阳痹阻，胸中痞而疼痛之病名。《千金方》曰："胸痹之病，令人心中坚满、痞急痛，肌中苦痹，绞急如刺，不得俯仰。其胸前皮皆痛，手不可犯，胸愊愊而满，短气，咳唾引痛，咽塞不利，习习如痒，喉中干燥，时欲呕吐，烦闷，白汗出或彻引背痛。不治之，数日杀人。"此论甚详。德本曰："胃中冷，痰结，有宿饮而痛者，此乃胸痹也，宜理中丸。"当合并参之。

本论所言之胸痹，当见于前文，心中觉痞，郁留之气结于胸故也。是似因心中痞，似堵塞，满胸胀满，息急，自胁下逆而抢心，如枪刺冲而痛也。不言冲心，而言抢心，即此意也。此乃胸中冷而有痰结、宿饮，加之气郁不散，反而上逆。枳实薤白桂枝汤亦具开痞祛痰、散寒降逆之功，与人参汤所不同者，以喘息、咳唾之证别之。人参汤虽治吐涎，然不治喘息、咳唾、逆冷急迫等。人参汤以虚寒证为多。

审前诸条，曰理中焦，曰温胃上之寒，曰寒多不用水，曰胸痹者，此皆本方所主。其所患或见吐利，或吐利并作，或喜唾，或发胸痛等证者。要之，此乃寒饮冷水干犯胃阳，妨碍中焦理化者，开痞、温寒、祛饮、缓急，则诸证自愈也。是故所谓中寒痼冷、疝气、食滞、不食、泄泻鹜溏、遗尿、小便不利、吐酸吞酸、痛证等，以及小儿魃病、疳证、滞颐、囟陷之病，诸般若属中焦虚寒者，察之有胸中痞满、心下痞硬等腹证者，应定为此方之证。

或曰："饥而欲食，反不能食者，俗谓'近饥'，世医以为食积所致，实则多为人参汤证。若饥而贪食，多食不止者，此所谓脏躁，甘麦大枣汤之证也。"

又曰："治诸病，卒然迫于心下而痞闭，急痛，短气者。"又，德本曰："心下痛，彻背，乍冷，汗出，脉结，少气者，以甘草汤送服理中散尤妙。"此亦多为急迫之证。

附方：

一、若人参汤证兼自利、呕逆，手足厥冷、拘急，或心腹绞痛者，加附子，即所谓附子理中汤也。

二、若本方证兼见蛔虫证者，加茯苓、乌梅、蜀椒，即理中安蛔汤也。或曰："小儿疳证，面青白，胸腹痞满，贪食者，此方亦妙。"当试之。

三、若心中结满，两胁痞寒，胸中气急，厥道欲绝，心胸高起，手不可近者，为寒实结胸。本方加枳实、大黄，名枳实理中汤；加牡蛎、茯苓、花粉、枳实，为崔氏增损理中丸。又案：《伤寒论》寒实结胸之文有误，存疑，不可取用。

四、若羸瘦之冷气、恶心、饮食不消、腹虚满、拘紧、短气，及霍乱、吐逆、四肢厥冷、汗出者，加茯苓、附子、麦冬，此乃《小品》之扶老理中丸。

上皆后人所增减，附之一二，其余不胜枚举。

人参汤

人参 甘草 干姜 白术（各三两）

上四味，以水八升，煮取三升，温服一升，日三服。

枳实薤白桂枝汤

枳实（四枚） 厚朴（四两） 薤白（半斤） 桂枝（一两）

栝楼实（一枚，捣）

上五味，以水五升，先煮枳实、厚朴，取二升，去滓，内诸药，煮数沸，分温三服。

五、理中加附子汤证图解

如图84所示，此证心下痞硬，小便不利，胸中痹或急痛，

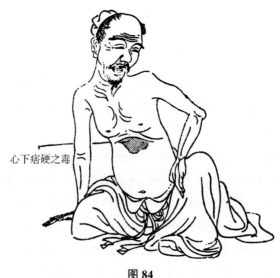

心下痞硬之毒

图84

急迫上冲，手足厥冷，恶寒。又，心腹绞痛、呕吐、下利，或烦热、恶寒，或噎逆者，此方亦效。

理中加附子汤

桂枝　甘草（各八分）　竹节人参　苍术　干姜（各六分）附子（一钱）

上六味，以水二盏，煮取六分。

余用此方于身体厥冷、大便自利者，屡屡奏效。诸君子用而后知其妙。

六、人参去术加桂汤证图解

如图 85 所示，本动气在脐底，时时冲脐上者，此肾气动也。

心下痞硬、胸中痹，或胸膈痞塞，或似冲心之奔豚气，皆血证肝肾之气动也。古人云："肝肾之动气，十二经之根本也。其变动而成百患，则百证备焉。"即百证百患，与百药百方，若不违

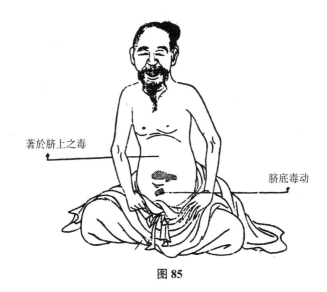

著於脐上之毒

脐底毒动

图85

先后取舍枢机，皆当万全。

本方为理中汤证见脐上动气筑者，去术加桂四两而成。《伤寒论》理中汤方后曰："脐上筑者，肾气动也，去术加桂四两。"此加减法系后人所补，然随证而加之，合仲景之意，故不应摒弃。所谓脐上筑者，乃奔豚气之征，仅筑筑而跳，未致冲心。不言上冲，故加桂也。去术，乃恐其腻滞。然此方参、术为主药，有之亦可。或曰："此加减法，用于积家腹中动气甚者，有效。"

人参去术加桂汤

人参　甘草　干姜（各二钱）　桂枝（二钱七分）

上四味，为末蜜丸如鸡子黄大，以热水六分研碎，温服，日三次，夜二次。

七、桂枝人参汤证图解（附心下痞硬诸证辨及人参说）

夫"人参治心下痞"之说，近世东洞子于《药征》中论定，其论至当。然心下痞硬亦有诸证不同，若概以人参汤主治，则不可称之为善读仲景之书者。今言其最为显著者，乃大柴胡汤去人参，却有心下痞硬之证，且呕吐、下利并至。在此其脉证之间，若不辨寒热虚实，则理中汤、柴胡剂何以别之？十枣汤用甘遂、芫花、大戟，逐水之剂也，亦有心下痞硬满之证，所不同者，其见胁下引痛、干呕之证。然人参汤亦有胸痹引痛之证，仓促以诊，似属难辨。

《伤寒论》《金匮要略》伍人参之方，凡二十六首，言心下痞、心下痞硬、心下痞坚等证者仅有七分，其余未言者反多，何也？此乃非辨其意旨则不可也。

余谓大柴胡之心下痞硬，所谓"心下急，郁郁微烦"及"热结在里，按之心下满痛"者，此为实也。若依照诸证者，则自得其辨也。十枣汤有"痞、硬、满及干呕、短气、汗出、不恶寒者，此表解里未和也"等证，再傍以悬饮、支饮等证参照，考其有胁下引痛，亦自得其辨也。且半夏泻心汤、生姜泻心汤、甘草泻心汤之类，皆以心下痞硬或心下痞之证为主，则曰："心下满而硬痛者，此为结胸也；但满而不痛者，此为痞也，柴胡不中与之也；宜半夏泻心汤。"又曰"下之，其痞益甚，此非结热"云云。据此，其结胸、痞硬、胸胁满等腹状，各自有别，固不相同。但庸医混之，不能分辨。《伤寒论》立其篇章次序，将其疑似易误之处相互承接以辨论之。《金匮要略》详于证例，所以辨其异同也。

　　然则医诊腹证，据阴阳、表里、内外及三焦分界，以审寒

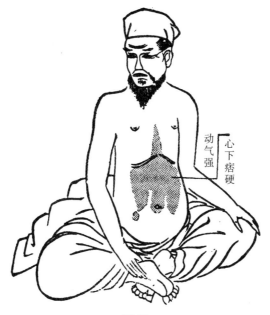

图 86

热、虚实、浅深、缓急、进退之机变，究至气分、血分、水饮之别、食谷酒色之变，明哲其犹病诸，况凡庸之辈耶？曷不勉旃？

余案： 人参主心下之病，虽固为其本用，然随所伍不同，则各异趣。盖伍以芩、连、柴胡、石膏者，乃关乎热也；伍以干姜、附子、吴茱萸、半夏、生姜者，乃关乎寒饮也；伍以防己、白术、茯苓者，乃关乎水也；伍以桂枝者，乃关乎气也；伍以橘皮、枳实、厚朴者，关乎痰气也；伍以川芎、白芍、当归、牡蛎、丹皮者，则关乎血也。

然而人参独擅其能者，不可得而知之。唯人参之用，在于胸膈间及胃上，开其逼塞痞满，舒畅宣通胃中之真气也。而逼塞闭痞之因非一，或因于寒，或因于热，白虎、四逆加人参即此例也。或用于水饮，或用于气血，其旨趣各异。盖人参之性，偏而不僻，能和诸药，故欲开排其要路，必以之为先驱。何以然？以胃口为水谷之道路，神气往来之机关也，喜通降而恶闭塞也。若逢诸逼塞壅遏者，非但妨碍饮食，且致其神气郁结衰败，身体不利也。试思，诸病不论其寒热，如觉有物逼塞于心下，即见神气衰败、面唇青白、手足厥冷、少气自汗、脉结伏诸证，方此之时，若药汁下咽，开排逼塞，则真气旺盛，厥温，色生，汗止，脉出，皆复其故。于是乎，其当要路，充先驱而交锋，破贼，退邪，开通胃口，宣导神气者，人参之功，最为至上。是以，后世以此药为补气之神药，其贵重出于金玉之上。

殊不知虽言人参功居至上，然则并非独擅其能。且如每逢急证，熊猪之胆汁或龙、麝香窜之剂，亦以足凑一时之效。何则？人参将欲独擅其功欤？但人参性不僻，能与诸药相伍，以开逼塞。是以香川修庵曰："试其功效，人参治顿虚，而不治渐虚。"此言虽为极尽人参之用，然亦当谙熟此旨。且人参若果能补元气，仲景何不言之？其劳气、虚劳不主以人参，却于柴胡、泻心辈诸证并非气虚者，多伍以人参。抑或人参之贵重，若在金玉之上，何以大剂多量重施于人哉？

夫人参味苦，类于胆汁，是故和名曾以"熊胆"称之。然并非单因苦味而借用之，盖当时之俗，用之以比作熊胆，故称其名。今执古方者，所用乃生于本国山谷之直根及竹节参，其所奏效，千古发明，济生之功可谓广矣。回顾香川、吉益二家论言人参之用，虽有所未尽，然称其功绩，可谓不小。余门不止于仲景之方，后人所制之益气汤、四君子汤、六君子汤，皆用和参[①]，无不有其疗效，且未见其有偏苦之害。后世立方者，虽有违其意者，然仍效其法。若一一皆考信于仲景，溯其流而用之，不当疑惑，学者思之。

桂枝人参汤，为理中汤加桂枝，增甘草而成，治心下痞硬，下利有表证者。或曰："此腹状似小建中汤之腹状，心下痞硬甚，动气甚，发热，下利者。"

《伤寒论》曰："太阳病，外证未去而数下之，遂协热而利。利不止，心下痞硬，表里不解者，桂枝人参汤主之。"

大凡阳病，不见胃内之实证，不可下之。纵然内实之渐，若外未除者，亦当先治其外。今外候未除，数下之，遂表热入里，合并水气而下利。服其药而利仍不止，心下痞硬，表里之证并未解者，用此方主治。表证，即发热、恶风等，里证，心下痞硬也。凡表热入里，表证解而见里证。其热不解者，必下利。今表证不解，里证亦不解，二者相协致下利，故曰协热。协者，协同之意也。此方不仅加桂，亦增甘草，以此二味为主，有桂枝甘草汤之意。以方测证，故有下利而气冲逆、气迫之证甚也。

案：此方用于表里不解，下利，亦有用于天行痢之初者。昔本国丹水翁自制之逆挽汤，亦本于此方。彼翁以痢源于寒湿，郁

①和参：日本所产之人参。

热结于胃肠，故以温补为主，兼解肌，由内达表，故名逆挽。以余观之，痢源以郁热为主，并非寒湿，此方有桂枝，乃温补之剂也，非天行痢所宜。余门大多以疏涤为主，不从温补，有论述以别之，其论不记于此。

桂枝人参汤

桂枝（四两，别切） 甘草（四两，炙） 白术（三两） 人参（三两） 干姜（三两）

上五味，以水九升，先煮四味，取五升，纳桂，更煮取三升，去滓，温服一升，日再夜一服。

八、吴茱萸汤证图解（附一方）

如图87所示，自觉冷气聚于心下，冲于胸胁，逆满，干呕，或吐涎沫，头项强痛，手足逆冷者，吴茱萸汤之证也。故其腹状

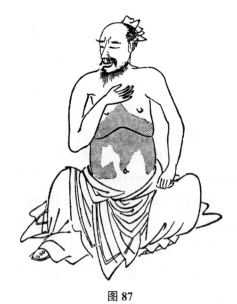

图87

可见胸满，心下痞硬，胁下挛急（两章门之行上下挛急），右小腹结聚，按之疼痛等证（当并参当归四逆加吴茱萸生姜汤证）。罹此证者，稍感冷或天欲雨时，即感或腹满，或气上冲而颈项强、额头重，或头痛剧者，噫气、吐涎，或平素吞酸、吐酸、嘈杂等，此皆下焦寒冷而致冲逆，不可误投解表之剂。

近之庸医，若见项背强急等证，多不辨证而妄用葛根汤。项背强急，若辨属内证者，与吴茱萸汤；辨属外证者，与黄芪之剂，不可误用。

《伤寒论》曰："食谷欲呕者，属阳明也，吴茱萸汤主之。得汤反剧者，属上焦。"

呕者，言其声，呕无物也。欲呕者，想呕也，阳明胃家实证也。谷食纳于胃，而食后噫气者，知胃腑有病，故属阳明。属者，连属也。然此并非正证，故言属阳明也。夫食后欲呕者，乃下焦之寒上犯于胃，食物停滞，气逆而欲发呕。吴茱萸辛温，佐人参之苦味，更用生姜、大枣，以开散水饮，服之散寒降逆止呕，使宿食得以消化也。《外台》载此方曰"延年，食讫咽醋，疗噫气"，与此证意同。咽醋与吞酸相同。噫，打嗝也，俗云"吐酸水"。"得汤"之"汤"即吴茱萸汤。若服此汤，噫气当止，反剧者，不为中焦胃腑之病，病位当在此之上，属上焦之病。上焦者，肺以上，属心胸之位，不属吴茱萸汤主治之位，故得汤反剧也。剧者，加重也。欲呕，似干呕之状。

又曰："少阴病吐利，手足厥冷，烦躁欲死者，吴茱萸汤主之。"

少阴病者，下焦之寒也。下焦之寒上逆而犯中焦，故吐利并作。吐，吐物也。因吐利而手足厥冷，冲逆而烦躁欲死也，治以吴茱萸汤温中降逆气。此方与四逆汤证相似，四逆汤主缓急迫，此方主降其逆气。吐利后之烦躁，当为气逆所致。

《金匮要略》曰："呕而胸满者，吴茱萸汤主之。"

呕而胸满，乃呕逆、胸中气满也，胸满并非吴茱萸汤病位，以呕为主，亦当病在中焦。小柴胡汤证曰"胸胁满而呕"，以胸胁满为主。胸胁言其病位。夫柴胡证，由表入里者，表位在头项，里位在胸胁也。此以上及下，尚未至中焦胃腑也。吴茱萸汤与之相反，从下逆于上，迫于中焦，上逆噫气，以致噫气、胸满。其主证相反，二方合而参之可详也。由是观之，吴茱萸汤不治热迫之呕，柴胡汤不治冷逆之呕，各有其主。不在其位，不谋其政，此之谓也。

又曰："干呕、吐涎沫、头痛者，吴茱萸汤主之。"

干呕、吐涎沫者，乃中焦冷气冲逆也。又因冲逆而头痛，故亦主干呕。"头痛"之字，缀于下句者，其意可见。依文，太阳表证之头痛置于句首，而谓之头痛、发热、汗出、恶风，当明其意。此所谓厥阴，痰饮所致头痛之证也。

以上四条，详论吴茱萸汤之主治，祛寒降逆，和中安谷，以止呕、消满、解烦，止痛之意自明也。读者当细心玩味。

附方：

吴茱萸　橘皮　附子

此治肾气自腹中而起，上至咽喉，逆气连属而不能出，或至数十声，不得喘息。

上三味，等分，为末糊丸，梧子大，每次以姜汤送下七十丸（孙氏仁方）。

豁胸汤

治肿病，一切上而冲心，胸满短气者。

吴茱萸　桑白皮（各一钱半）　犀角（五分）　茯苓（一钱）

上四味，水煎服。（此方和风引汤并参）

吴茱萸汤

吴茱萸（一升，洗）　人参（三两）　生姜（六两，切）　大枣（十二枚，擘）

上四味，以水七升，煮取二升，去滓，温服七合，日三服。

九、黄土汤证图解

如图 88 所示，脐周动气，时奔豚气上冲而攻心胸，或冷痛、手足不仁，或小便不利，或吐血、衄血，或下利，或便脓血者，此方皆大效。

此方证见于堕胎后，或大失血者甚多。其腹诊之分，虽亦有方证以动气、奔豚气为眼目，但此证之动较他者为甚。

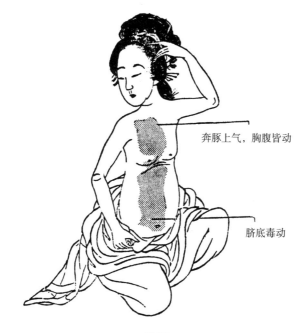

奔豚上气，胸腹皆动

脐底毒动

图 88

黄土汤

黄土（二钱六分）　炙甘草　干地黄　苍术　附子　阿
胶　黄芩（各一钱）

上七味，以水二盏，煮取七分。

黄土：山野僻地民家，不混他土，以生土作灶，每日炊之，凡
二十余年，其色紫者，取之水浸，晒干七次，去砂石灰，净而干用。
其一味曰龙肝散，主治心痛、反胃、中恶。腋臭及小儿脐疮，频
涂可也。小儿重舌者，和醋涂之亦可。产后恶血攻心痛者，以酒
服二钱。崩漏、带下、吐血、咳血、催生、下胞衣者，亦大效。

十、附子粳米汤证图解

如图 89 所示，腹中雷鸣，稍软而满，若按之雷鸣益甚，绞

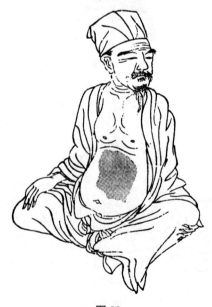

图 89

痛、切痛、呕吐者，属本方证。

案：按腹中觉腹内有冷气，且不常有腹痛，其腹痛发时则如绞如切，腹诊时不可疏忽。

附子粳米汤

附子（四分强） 半夏（一钱一分） 甘草（二分） 大枣（五分） 粳米（二钱）

上五味，以水一盏六分，煮取六分。

十一、补中益气汤证图解

如图 90 所示，心下及两胁痞塞，一如柴胡汤证而轻者。诊其皮肤，如前述桂枝加黄芪汤证，而见正气不足，不能畅达者，为当用补中益气汤之腹证。

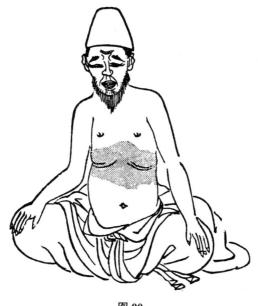

图 90

补中益气汤为李东垣氏所创，后人崇尚东垣，称其为医王。因于世医竞用此方，遂使坊间药工不复问其证候，浸然售卖而玩服之。于是执古方者，皆远之而不用，然崇信李氏之徒，至今尊之不舍。

窃为彼李、朱二氏，堪当后世巨擘，其立方持论，并非不巧，然其未入仲景之室，不窥古方奥蕴，穿凿自足者亦复不少，是以其论浮夸，言过其实者多，是乃好古之士所不取也。而崇信李氏之徒，誉其过于仲景，反不觉其言浮夸，妄以为难窥其玄赜奥旨。抑或当今好古之士，迷信古方之一途，反失于偏执，不为李、朱之徒所笑者鲜矣，是以近于愚。

余近问诸家口诀，并考其立方之意而用之，不论病之轻重，取效者亦复不少。因考之于古方，李氏所本，在于柴胡之剂。柴胡之用，固为邪实而施，劳气之人则难以用之。补中益气汤方，就中温补脾胃以人参、白术者，乃理中之意；滋补正气于外者以黄芪，且以之为君；加以升提、利气、和血、解热诸品，诸药相伍，以散胸胁、心下郁结，宣畅肌表正气，如方名所言，补中益气，意在中气得补，正气宣畅，则邪气自去。然则亦仅用思小巧之方，不堪与古方相俌也。

此方乃李氏为劳役伤寒所立之方，虽于《脾胃论》及《内外伤辨惑论》中详阐其旨，却文过高远，虚饰者多。若以愚见，此方虽合诸药之力，其实在于以黄芪为君，是故考仲景诸方中用黄芪诸剂，自得其微意，于此类方剂亦非不能运用自如。

其言劳役证者，基于李氏之说，本邦名家口诀中亦复不少。大抵邪气在表里之间，皆疑似于柴胡或白虎之证。精神沉闷、手足倦怠，脉洪大无伦，见此证，难施发表、攻里、凉解正法，终成缠绵难愈之坏病，或趋于危殆。补中益气汤证，若诊其肌肤，自得表虚，虽欲用桂枝加黄芪汤，然表里证较之为多，而难以施用；若用补中益气汤，则取效颇速。劳役轻者，风邪经数日难解而用本方；重者，按热疾、伤寒之类治之。（口诀载于《疗治茶谈》中）

其他如痈疽癥毒之坏证，久久难愈，常流恶水而不排脓，或渐渐虚肿者，或俗称蜡烛下疳之类，察其腹证而试用本方，间有奇效。是以黄芪之效，应多知之。

补中益气汤

黄芪（五分，热甚者一钱）　甘草（炙，五分）　人参（三分，去芦，有咳去之）　当归身（二分，酒焙干，或日干）　橘皮（二分或三分）　升麻（二分或三分）　柴胡（二分或三分）　白术（三分）

上药㕮咀，都作一服，水二盏，煎至一盏，量气弱、气盛，临病斟酌水盏大小，去渣，食远稍热服。如伤之重者，不过二服而愈。若日久者，从权立加减法治之。

十二、六君子汤证图解

如图 91 所示，自中脘以上有腹力，下脘无腹力，似苓姜术甘汤之腹证。脐下脱而无力，小便不利，或气急促迫，其人气短，或触事而惊，或步行易倒。尤以小儿多见此证，世称痌症者亦时有之。其余诸病，不问其忧，合此腹证者，非六君子汤不治，学者用而后知其效。

六君子汤

陈皮（一钱）　半夏（一钱）　茯苓（二钱）　甘草（一钱）　人参（二钱）　白术（二钱）

姜、枣，水煎服。

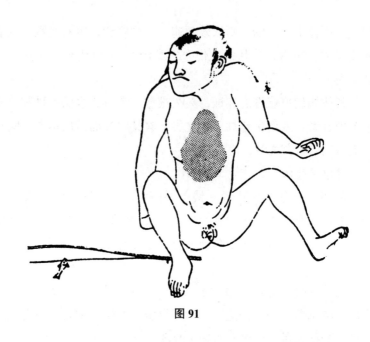

图 91

苓桂剂类方证

一、苓桂术甘汤证图解（附二方）

如图 92 所示，心下有痰饮水气，逆满，按之濡，久扪之则有水声，虚里搏动增强，胸中扑通扑通跳动，气上冲，起则头眩，俗称"立眩"，或目赤生翳，或身摇常如坐舟，或胸闷气急，呼吸短促等，为苓桂术甘汤证。

此证为心下有水气，加之气逆上冲急迫所致，故以茯苓为主，逐心下之水饮；桂枝为臣，平冲降逆；白术为佐，利小便，去水气；甘草为使，缓急迫。

《伤寒论》云："伤寒若吐若下后，心下逆满，气上冲胸，起则头眩，脉沉紧，发汗则动经，身为振振摇者，苓桂术甘汤主之。"

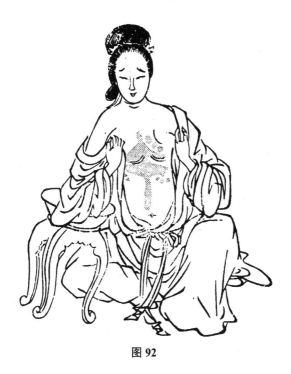

图92

伤寒若吐若下后，外袭之邪已解，而水气不去，以吐下之故，而气逆心下满，上冲胸，平卧则已，起则头眩，其脉沉紧者，为有水气之候。医若见其脉沉紧，误以为尚有外邪而发其汗，则动血脉，扰动水气，身为振振摇者，用本方降冲气，利水气，缓急迫，则诸症皆可痊愈。

《金匮要略》云："心下有痰饮，胸胁支满，目眩，苓桂术甘汤主之。"

心下有痰饮，胸胁支满，目眩，皆由水气冲逆所致。

《金匮要略》又云："其人素盛今瘦，水走肠间，沥沥有声，谓之痰饮。"

其痰饮为饮水停滞不利，积于心下，走于肠间，故闻之有水声。此证治疗大法，亦应降逆气，利小便，除水气，和前条理趣一致。

"夫短气，有微饮，当从小便去之，苓桂术甘汤主之，肾气丸亦主之。"

短气为呼吸短促、气急之意。有微饮者，谓心下有微饮，以短气故知之。此以利小便、除微饮为正法。苓桂术甘汤证与肾气丸证不同，其区别在于苓桂术甘汤证犹如前述，见胸胁逆满、目眩、短气；而肾气丸证为少腹不仁，或脐下拘急而短气。

有云：此二证区别在于苓桂术甘汤病人呼气短，而肾气丸证病人吸气短。

愚案：苓桂术甘汤证与真武汤证相似，故不可不辨。

真武汤证为"太阳病发汗，汗出不解，其人仍发热，心下悸，头眩，身𥆧动，振振欲擗地者"，此心悸、头眩、身振振𥆧动者，与苓桂术甘汤相似。然苓桂术甘汤证，为以吐下之法以除伤寒外来之邪，而致气逆、心下满、上冲胸，虽比心下悸较甚，但全由冲逆所致，虽剧却易愈，故曰"起则头眩"，此若躺卧则不自发头眩。真武汤证则起卧俱头眩，且振振欲擗地，其病作为太阳病自内而发，加之有虚寒之证，其发热本不应以发汗而解，若误用发汗，必躁扰气血，使水气逆行。虽同以茯苓为主，但真武汤伍以附子，温下焦、利水气之力，较苓桂术甘汤为大。其不同之处，相互参阅，自可明了。

另有与苓桂术甘汤相似者，有桂枝茯苓丸证。本证以痰饮为主，而桂枝茯苓丸证则以血证为主。或所谓风痰，发眩悸，诸方不效者，以沉香天麻丸治之。眼中赤脉攀睛，冲逆头眩者，苓桂术甘汤加车前子。

苓桂术甘汤去白术，加生姜，名茯苓甘草汤。

茯苓甘草汤证

《伤寒论》云："伤寒，厥而心下悸者，宜先治水，当服茯苓甘草汤，却治其厥。若不尔，水渍入胃，必作利也。"

厥为四肢厥逆。厥逆而心下悸者，是水气上逆，迫于心下之候。先以茯苓甘草汤治其水，然后治其厥。有云："此证盖可以当归四逆汤主治。"

《伤寒论》又云："伤寒，汗出而渴者，五苓散主之；不渴者，茯苓甘草汤主之。"

本条两证并无相似之处，然应以五苓散证全部症状与厥而心下悸对比辨证，茯苓甘草汤则治疗心下有水而不渴者。或可认为，茯苓甘草汤治疗与苓桂术甘汤证相似之呕吐、逆满、心下有水气者。吉益东洞云："当有呕吐之症。"此方生姜量大，即可知之。有云：此方治痰饮目眩，又治咳而遗尿，腹证见心下浮躁、扑通扑通跳动，心慌，有水气者。

茯苓戎盐汤，治疗小便淋沥难通，或小便闭者。渴而嗜咸者，用此方犹妙。

苓桂术甘汤方

茯苓（一钱五分）　桂枝（二钱半）　白术　甘草（各七分半）

上四味，以水一盏二分，煮取六分，顿服。

二、五苓散证图解（附一方）

如图93所示，心下痞，其痞按无力而散，腹中有水气，按之痛，小便不利，微热，消渴，或渴欲饮水，水入则吐者，为五苓散证。或下利，渴欲饮水，小便不利；或腹微满，按之濡，郁冒，颜面微肿。又，小儿疳证，颜面青白微肿，耳轮透亮，腹满，按之濡，口渴，小便不利等，亦可以五苓散治之。

《伤寒论》云："太阳病，发汗后，大汗出，胃中干，烦躁不得眠，欲得饮水者，少少与饮之，令胃气和则愈。若脉浮、小便不利、微热消渴者，五苓散主之。"

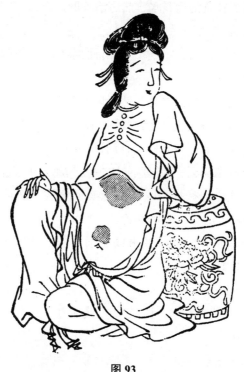

图 93

"大汗出"三字，为斜插法，并非发汗后更进一步汗出，为言胃中干燥，故插入此三字。"发汗后"者，为示表证已解之意。大汗出后，津液干燥，欲得饮水者，非因热而致渴，故少少与水，令饮之以润胃燥，胃气调和则病可痊愈。"少少与"者，并非惧水，此以胃气不和，故少少与之水以和胃气，且若不欲饮者则不与之水。故曰"少少与"，观其是否痊愈。"若脉浮、小便不利、身有微热，虽饮水而内消小便少，仍渴者，为消渴，五苓散主之。"

此以脉浮，知病不解。由于汗出亡津液，致小便不利、消渴，但仍属有水气。且其渴并非只因伤津而渴，以脉浮数，是为热渴，故以五苓散主之。

"发汗已，脉浮数，烦渴者，五苓散主之。"

发汗已，为发汗汗出之后。脉浮数、烦渴者，虽无小便不利、微热等证，亦可据其脉象，知为热渴，故以五苓散主之。

"伤寒，汗出而渴者，五苓散主之；不渴者，茯苓甘草汤主之。"

伤寒邪气外袭，自汗出而渴者，此为邪气欲成内实之机，复有外出之候，故知其渴亦非热实，故云汗出而渴。上所言者，因于汗出而发渴，然病亦不解，非胃中不和而渴，乃以其与前证同理，故以五苓散主之。若虽汗出，但不渴者，为心下有水气，心下悸而有热，冲逆者，茯苓甘草汤主之。茯苓甘草汤为解热逐水、调和胃气之剂。

"中风，发热六七日不解而烦，有表里证，渴欲饮水，水入则吐者，名曰水逆，五苓散主之。"

此条单论中风一证，故不云太阳中风，以示其意。以其中风邪气不剧，六七日不解，而不汗出，始致烦躁。然以其邪轻，仍有表证，其发烦者亦有里证，且渴欲饮水，水入口不久即吐。此证虽为邪轻致烦，以有汗出，表里证不解，心下水气停滞不去，故虽渴，但不受水，名曰水逆。此五苓散之正证。

"病在阳，应以汗解之，反以冷水噀之，若灌之，其热被劫不得去，弥更益烦，肉上粟起，意欲饮水，反不渴者，服文蛤散。若不差者，与五苓散。"

古人有噀水、灌水之法。噀者，以水喷面也；灌者，以水浇身也。此两方皆用于阳郁之证，以水气激其外，使郁阳勃动，发散而解。若对此无阳郁者，行以噀水、灌水之法，其表热被劫，不得外出而散，更内迫而心烦，肉上却以正气不足而起粟。粟起者，俗称鸡皮疙瘩是也，此因被水所劫而致。意欲饮水，反不渴者，因其表热被水所劫而内攻，虽意欲饮水，反不渴饮水浆，即令与水却不欲饮，若不与之水则又思之，此为文蛤散证。若服文蛤散不差，更有渴欲饮水之象者，此为有热而烦渴，若有水气者，与五苓散，观其是否有效。此非五苓散正证，故曰"与"。

"本以下之故，心下痞，与泻心汤，痞不解，其人渴而口燥烦、小便不利者，五苓散主之。"泻心汤，指大黄黄连泻心汤。以下之故而心下痞，按之而濡者，若小便不利，则非泻心汤之痞。虽由下伤津液而致渴，但其仍为有水气之候，故以五苓散主之。此痞，痞而不硬，按之濡，与泻心汤腹证类同，本方腹证和前述图解，当合并考虑。

"霍乱，头痛、发热、身疼痛，热多欲饮水者，五苓散主之；寒多不用水者，理中汤主之。"

霍乱者，吐泻挥霍撩乱是也。此为水停中焦所致病变，有发热、身疼痛之外证，而欲得饮水者，则与前证机理类同。五苓散虽能利水，但有桂枝则可和表兼解热，故五苓散亦可和表。若吐利后，头痛、发热、身疼痛，无大热之证，不欲饮水者，以理中丸调和中焦。

《金匮要略》云："男子消渴，小便反多，以饮一斗，小便一斗，肾气丸主之。脉浮，小便不利，微热消渴者，宜利小便、发汗，五苓散主之。"

消即消耗之意，以所饮之水内消而无小便，名曰消渴。今饮多，小便亦多，故曰"反多"。本条五苓散证和前文所述，同例辨之。有云五苓散治癫痫吐涎沫见水而发者，黄连汤治见火而发者，愚以为此乃同气相感所致。

《金匮要略》云："假令瘦人，脐下有悸，吐涎沫而癫眩，此水也，五苓散主之。"

通观以上诸条，五苓散证即已详矣。本方由茯苓、泽泻、猪苓、白术等组成，同为去水、利小便之品，其中泽泻能解渴，桂枝解热和表。诸药相伍，主治消渴、小便不利、微热而烦者，故泻泄或浮肿有前证者，亦可斟酌应用五苓散。有云："欲治风疹者，于五苓散中加木通、忍冬藤、羌活、连翘、甘草，有热者加黄芩尤妙。又，深师用治白秃疮。"又有云："诸热，小便淋沥涩痛短少，小腹坚满，按之痛，为湿热结滞于膀胱，于五苓散中加栀子、黄柏、滑石、木通、黄芩、龙胆草之类。"或于本方中加沉香，或加石决明，治雀目，但其关键在于辨证。或于五苓散中加厚朴、陈皮、苍术、甘草，名胃苓汤，治疗泄泻，食则腹痛下利。其加减应用颇多，不胜枚举。重在辨有无五苓散证而用之。若黄疸见有五苓散证者，加茵陈蒿，名茵陈五苓散。

追记：

华佗曰："得病无热，但狂言、烦躁不安，精彩语言与其人不相当，以火迫之也。但以五苓散一方寸匕，和水服之。当以新汲井水，强使饮一升许，或一升半亦可，至二升益佳。以指探喉中，若吐者，其病随手而愈。"或云"中暍者，水行皮中如虫行者，宜用此法探吐，即为一物瓜蒂汤证"云云。

五苓散

猪苓（去皮，十八铢）　泽泻（一两六铢）　白术（十八铢）桂枝（去皮，半两）　茯苓（十八铢）

上五味，捣为散，以白饮和服方寸匕，日三服，多饮暖水，汗出愈，如法将息。

三、苓桂甘枣汤证图解

如图94所示，脐下霍霍筑动，将欲向心下跳起，即所谓奔豚气。此证为挟水气上冲，故脐下悸，欲发奔豚。

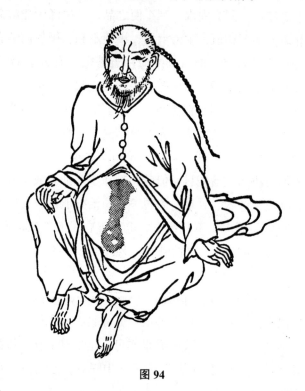

图94

《伤寒论》云："发汗后，脐下悸者，欲作奔豚，茯苓桂枝甘草大枣汤主之。"

此因发汗伤津液，水气冲逆而致欲发奔豚。脐下悸者，欲发奔豚先兆，故曰"欲作"。此方主以茯苓而利水气。苓桂术甘汤，为茯苓、白术相伍，以利水饮为主。本方虽言利水，但不只主以茯苓，且和甘草、大枣相伍者，其意专在缓急。此为两方不同之处。

本方可治疝气、奔豚发作，或霍乱脐上筑动者。尚有奔豚汤以及桂枝加桂汤，并治奔豚，当审其方意而用之。

四、苓姜术甘汤证图解

如图 95 所示，腰以下有病，冰冷如坐水中，重而痛，甚者腰痛反张，小便自利者，为苓姜术甘汤证。

本方以除下焦中水气、祛寒为主。疝气冷痛，小腹结聚，按之痛引阴囊或引股者，与芍药甘草汤合方。

《金匮要略》云："肾著之病，其人身体重，腰中冷，如坐水中，形如水状。反不渴，小便自利，饮食如故，病属下焦。身劳

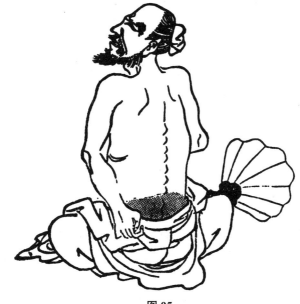

图 95

汗出，衣里冷湿，久久得之，腰以下冷痛，腰重如带五千钱。"

肾夹脐，位于左右，故此以腰以下病名"肾著"，以其位名之也。水气病多渴，故此云"反不渴"。凡水气之病，气上冲者，小便不利；此病无冲逆之证，全在下焦，故小便自利。自利者，非因用药利之，而自利也，小便多以平素之谓。饮食如故，谓饮食与无病之时相同，此以病在下焦，胃中无病之故。下焦，为脐以下。"身劳汗出，衣里冷湿，久久得之"为病因，然其但由下焦受湿所致，衣里冷湿又并非病因。

愚案：下焦易虚，故寒冷之感必先自下焦，盖下焦之寒为感湿气所致。本方以茯苓、干姜为主，散寒利水。其无心下悸、目眩等证者，以其无冲逆之候也。

有云：此方与真武汤为相互表里之剂。本方以除腰间冷气、腰冷重痛为主，真武汤以除脐下冷气，无腰部病变，是二者不同之处。但二者同样具有自觉腹微满，按之无力之腹证。又曰：祛除从心下至脐上中焦冷气者，应于姜附汤中加茯苓。

苓姜术甘汤方

甘草　白术（各二两）　干姜　茯苓（各四两）

上四味，以水五升，煮取三升，分温三服，腰中即温。

五、茯苓杏仁甘草汤证图解

如图96所示，胸中滞寒，扑通扑通跳动，呼吸急迫，甚者如攀山径，喘息摇肩，或胸痛者，为茯苓杏仁甘草汤证。

《金匮要略》云："胸痹（'胸痹'一词注解，见'人参汤'条下），胸中气塞，短气，茯苓杏仁甘草汤主之，橘皮枳实生姜汤亦主之。"

茯苓杏仁甘草汤证，与橘皮枳实生姜汤证之区别，为前者见

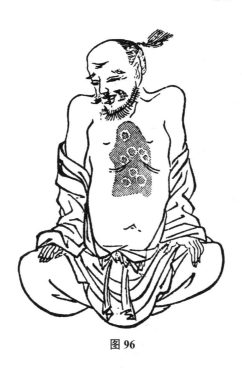

图 96

心中悸而喘急，后者如《千金方》云"治胸痹，胸中愊愊如满，噎塞习习如痒，喉中涩燥，吐沫"。胸满，饮食停留于咽，常迷乱如痒，喉中涩燥吐沫。橘皮除胸中气满，枳实消痞祛痰，生姜开胃散寒，此乃橘皮枳实生姜汤方意。茯苓杏仁甘草汤，以茯苓利胸中之水，杏仁降逆平喘，甘草缓短气之急迫。此乃二方之不同。

或曰：茯苓杏仁甘草汤，对喘急有效，其证以心下、胸中悸为关键。橘皮枳实生姜汤，治胸腹偏痛、呕逆者。又曰：茯苓杏仁甘草汤证，在酒客之病中，有时亦有此证。

茯苓杏仁甘草汤方

茯苓（三两） 杏仁（五十个） 甘草（一两）

上三味，以水一斗，煮取五升，温服一升，日三服，不差更服。

六、猪苓汤证图解

猪苓汤腹证，大体与上五苓散腹证相同，但本证有血证之候与其不同。血证之候，乃指在左脐旁及小腹处有微结。本方或可治疗五苓散证又兼见心烦不得眠者。大凡腹微满，按之无力者，为有水气，而其在于心下者，尤宜详审之。

猪苓汤证之血证之候，与芎归胶艾汤证相仿，然彼腹微满而无小便不利及渴证；本证渴欲饮水、小便不利之证则与其不同。又，五苓散证可见汗出，而本证则无汗，与其有别。

《伤寒论》曰："少阴病，下利六七日，咳而呕渴，心烦不得

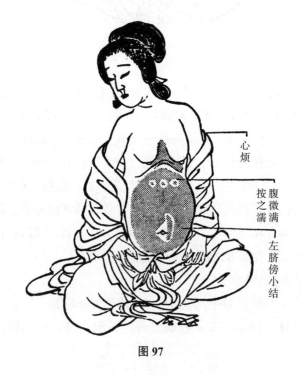

心烦

按腹微满之濡

左脐傍小结

图 97

眠者，猪苓汤主之。"

少阴病下利至六七日，气血上攻，水气迫于心下而致咳，由咳逆而致干呕，故咳而且兼呕。心烦者，气血迫心所致。见热象者，并非真热。猪苓汤以利水、止渴、和血为主。少阴下利者，为有水气；心烦者，为有热。故以此方和血利水，其病即愈。此乃猪苓汤之变证。猪苓汤之正候，在阳明篇，即"脉浮，发热而渴，小便不利者，猪苓汤主之"。本证与五苓散证相应，应从其腹证分辨之，以免致谬。

猪苓汤对于溺血及淋病而见渴者有效，有云：妇人少腹濡而有块者，为水血凝结，其块软者属带下病，以本方合桂枝茯苓丸，或与浮石丸兼用有效。愚治淋病及溺血，不复与其他方合方或兼用，单用猪苓汤，亦颇多得效，其要亦在于辨证。

又，本方对于水肿病实证，不气急，气息如常者；或腰以下肿，以上不肿者；病人如常，而不气急者，不论其有无渴证，概用此方疏通之，有奇效。

猪苓汤方

猪苓（去皮）　茯苓　泽泻　阿胶　滑石（碎，各一两）

上五味，以水四升，先煮四味，取二升，去渣，内阿胶烊消，温服七合，日三服。

四逆汤类方证

一、四逆汤证图解

如图98所示，腹满而软，按之无力，腹体或心下底应而无毒；又，肌肤不润、甲错，如俗云之鲛肌；手足逆冷，且腹底冷，或脐下关元周围不仁，腹底无力；又云腹底挛急，或下利清谷，或小便不利。其余据原文思之。

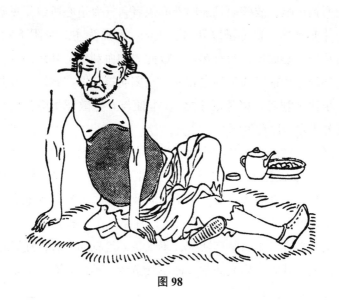

图 98

四逆汤方

甘草（炙，二两） 干姜（一两半） 附子（生用，去皮，破八片，一枚）

上三味，以水三升，煮取一升二合，去滓，分温再服（强人可加大附子一枚，干姜三两）。

二、干姜附子汤证图解

如图 99 所示，烦躁不食，一身尽寒，不知患处，昼夜气急促迫，甚者几频欲死。

《伤寒论》曰："下之后，复发汗，昼日烦躁不得眠，夜而安静，不呕，不渴，无表证，脉沉微，身无大热者，干姜附子汤

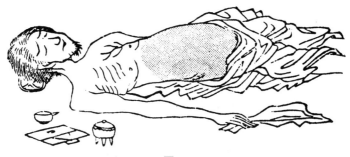

图99

主之。"

　　余案：本条已述其大概。

干姜附子汤方

干姜（一两）　附子（生用，去皮，切八片，一枚）

上二味，以水三升，煮取一升，去渣，顿服。

真武汤类方证

一、真武汤证图解

　　如图100所示，腹满而软，按之悸而拘紧，或心下亦悸，时时目眩、身𣊢动，或时时恶寒、小便不利，或呕者，为此方证也。

　　本方证间有四肢疼重，或沉重、疼痛。余者不论何病，详察上述腹诊，以时时目眩、身𣊢动、振振欲擗地为要目，用之无不效。又，此证觉腹底寒冷者，据其轻重，附子量或一倍或二倍、三倍加之，皆以腹底冷感之寒象显然、暗然、深浅、轻重，而定其附子之量，此皆配伍附子之法也。

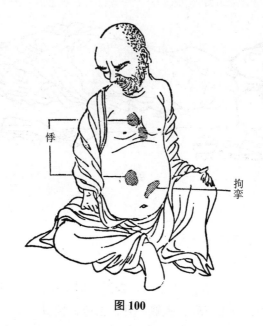

图 100

真武汤方

茯苓　芍药　生姜（各七分半）　苍术（五分）　附子
（四分）

上五味，以水一盏六分，煮取六分。

余用此方，屡屡得效。如半身不遂者，见此证，其腹底寒
冷，且项背强急、痰喘、时时发热、头痛，腹中有块，按之则痛
者，即于此方益加附子三倍，并合葛根汤；以本方大剂与之，兼
服《德本十九方》顺气丸，每夜一盏二分。如此重进，多奏效。

真武汤、葛根汤合方

葛根（七分）　麻黄（五分）　芍药　大枣　生姜　茯苓（各
六分）　桂枝　甘草　附子（各四分）　苍术（五分）

上十味，以水二盏，煮取六分。

如前所云，据腹底寒冷之轻重、浅深，谨定附子量之多少。

德本翁顺气丸方

大黄、芒硝各等分

上二味，研末，加蜜（少许）为丸。主治血症有块气，按之痛者。不问何病，每夜一钱，白开水送下，久用无不效。

古人某云："寒疝，心腹胁皆痛，诸药不效，用蜜制乌头丸神效。"

余案： 此证恶寒厥冷、手足厥逆，病引腰足，或腹痛，或体痛，时上冲恶风烦躁，或绞痛难忍者，用之屡效。

蜜制乌头丸方

大乌头，去角，破四块，以白蜜一合，益尽取之。焙干研末，别以熟蜜为丸，每日以冷盐水送下。初用五分，不瞑眩者增至七分，尚不瞑眩则再增至一钱，或一钱五分，或二钱。

姜附汤之方

大附子（一枚，切四块）　生姜（十枚）

上二味，以水一盏，煎取七分，温服之。

对冷癖，寒热往来、头痛、身痛、吐痰，或汗多而渴，或自利、烦躁者，用之有奇效。

余用此方按：其人痰喘甚，手足厥冷、下利、身体厥逆，或自利者，或欲死者，屡用屡效。学者用而知其效。又，大渴引饮者，身蜷缩，按之腹底寒冷，附子之证也；虽身厥冷、手足厥逆，但不欲近衾被，按之腹底稍热者，石膏之证也。

二、附子汤证图解

如图101所示，心下悸且痞硬，腹拘挛，小便不利，或腹痛，或身挛痛，属此证。

言此之痞硬者，不见得硬，然结聚于心下周围，按之则暗然有冷气，此投附子之证也。若不慎审腹诊，则不能方证相对。心下悸且痞硬，结聚于胸下两傍者，定神按之，自觉暗然有冷气，或腹拘挛、小便不利，或时腹痛，此皆附子汤之正证，学者用而知其奇功。

《金匮要略》曰："身体疼，手足冷，骨节痛，小腹如扇。"

按：所谓"如扇"者，脐周软，惊惕而动，如风箱扇动，与所谓死证称"鼻扇"者类似。

又，有病人舌上赤烂如剥皮，食盐则痛，食则吐津，或口中黏，或涸竭者，此产后为多，然男子亦有之，于附子汤方内加当归八分，兼用鹿胎子霜一钱。

附子方

茯苓　芍药　附子（各六分）　白术（八分）　人参（四分）

上五味，以水一盏六分，煮取六分。

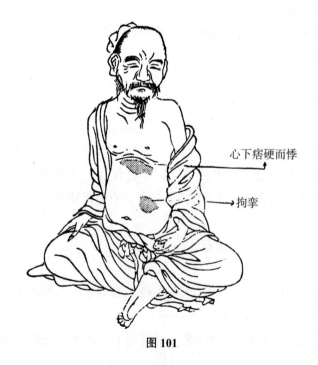

心下痞硬而悸

拘挛

图101

上方之药，茯苓，赤者；芍药，生干者；附子，大十钱者；术，唐者；人参，竹节者（生于自然之瘦者亦可也）亦有效，近世粪汁培育者无效。

奔豚汤类方证

一、《小品》奔豚汤证图解

如图 102 所示，其人气急速迫，俗称气急，时时气喘，起居不安，心慌，奔豚气时时自脐左右发，郁冒，项背强急，或手足厥冷者，此方之正证也。详审腹症，与本方而奏效。余屡用本方，其效甚验。

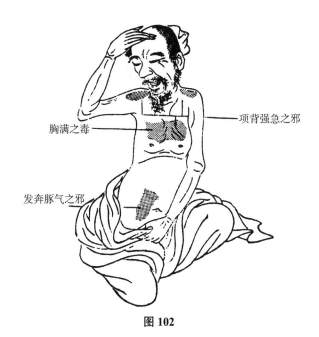

胸满之毒

项背强急之邪

发奔豚气之邪

图 102

譬犹桂枝加桂汤证，无上冲头痛，然气自下上冲，欲作奔豚；似上冲而非上冲，甚者如小儿惊风，不省人事，似此者从本方治之，大效。因而推之，称小儿惊风者，大人之奔豚气上冲、项背强急欲死者，及角弓反张欲死者，其毒一也。后世据状命其名以别之，其方亦异，不治者多。仅据腹证，知一毒也。又常称痫症，所谓时时痫气自下刺入者，间有此证。

葛根李根白皮汤方

炙甘草（八分） 李根皮 葛根（各一钱五分） 黄芩 桂心瓜蒌仁 人参（各四分） 川芎（五分）

上药，以水一盏八分，煮取六分，顿服之。

二、《广济》奔豚汤证图解

如图 103 所示，脐底有动气，奔豚气稍客心胸而神情黯然，

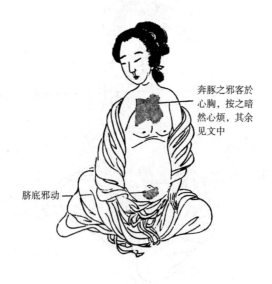

奔豚之邪客於心胸，按之暗然心烦，其余见文中

脐底邪动

图 103

气急速迫，恶闻人声，或心下烦乱不安，发则四肢烦疼、手足逆冷，或气上冲胸。此证世称癞气者甚多，投诸药不敢，非本方则不能治。

《广济》奔豚汤方

李根皮（一钱六分）　半夏（一钱四分）　干姜　桂枝（各八分）　茯苓（六分）　炙甘草　人参（各四分）　炮附子（二分）

上八味，以水一盏八分，煮取六分。

三、《小品》牡蛎奔豚汤证图解

如图104所示，脐底有动气，奔豚气时时起于小腹，撞胸郁冒，上冲或心痛，手足逆冷者，此方治之。

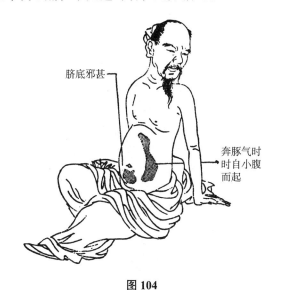

脐底邪甚

奔豚气时
时自小腹
而起

图104

《小品》牡蛎奔豚汤方

牡蛎（六分）　桂心（一钱六分）　李根皮（一钱五分）　炙

267

甘草（六分）

上四味，以水一盏半，煮取六分。亦可兼用龙肝散。血证心痛者，皆仿之。

其他方证

一、人参芎军桃花汤证图解

图105所示，腹胀满，心下痞硬，食不下，一身悉肿，二便不利，百药不效。此腹证因胀满甚，难察腹底之毒，必待其浮水去后，方知旧毒。若不投以方证相对之剂攻其毒，则难治。然亦有自始即取用本剂，此须腹证皆详。

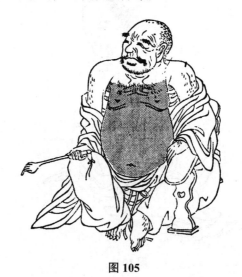

图105

此云人参芎军桃花汤证，胀满，心下痞硬，按之腹中雷鸣，乃大剂白桃花汤证。余游历诸州，以数疗浮肿、胀满者而知之。

此证或见于鼓胀，或见于中风，或见于半身不遂，皆难治之证，令众医束手。其毒积年而成，发于一时。故大凡去浮水，谨察腹底之旧毒，大凡用大承气汤，或桃军圆，或癥瘕圆，或大黄牡丹汤等方，若非剂久攻则难治。《内经》曰："因其重而减之。"故凡积年之患，岂一药可愈乎？当渐减而去之。余疗众病人，皆以此法。陈寒痼冷者，悉如斯而治之。

又云："凡论死证，预知有三：一曰脐穴胀出如英（花萼）；二曰足背肿满而甚；三曰尸恶臭、下利。此三者俱一必死。""或于上三四（即前述大承气汤证、桃军圆证、癥瘕圆证、大黄牡丹汤证，按一、二、三、四顺序排之，下同——编译者按）方中有一方证，久治不愈，或此一二方证而旁兼一二或三四方证，其治法，先攻其大者；或先除其小者，而后攻其大者。又，其证互见时，则交替攻其毒。"此等数条，若非能详审腹证者则不能临机应变，岂一时笔下所能尽述？若非口授亲炙，刻意研索，则不能得其意蕴。

人参芎军桃花汤

桃花（白桃花，非半开者无效。二钱五分）　大黄（一钱）人参　川芎（各四分半）

上四味，以水一盏半，煮取六分，顿服。

二、大黄甘草汤证图解

如图106所示，腹满，虽不实，但不柔软，仅见满而大便闭，稍觉急迫，或呕吐，或食已即吐，所谓反胃、噎膈者也，屡用本方即可获效。

然称反胃者，为朝食暮吐，用此方有效；但称噎膈者，食已即吐，此其邪重故也，不可以本方治之。

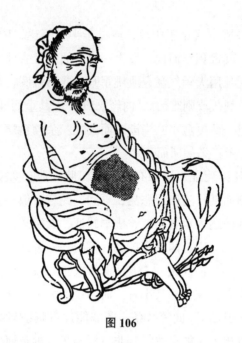

图 106

大黄甘草汤方

大黄（一钱二分） 甘草（三分）

上二味，以水一盏二分，煮取四分。

三、瓜蒌薤白白酒汤证图解

如图 107 所示，胸膈痞塞、喘息咳唾，及气急上迫、胸背痛。

案： 患旧年喘息者，多有此证，或称劳咳，百药不效。如用大小青龙汤、麻黄甘草汤或葛根汤等无效者，此证为多。然茯苓杏仁甘草汤证与本证类似，当慎察之，不可错辨。心下悸甚、小便不利，为茯苓杏仁甘草汤正证。此二方证当以心下悸之有无别之。

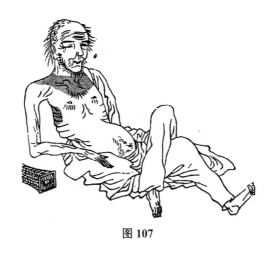

图 107

瓜蒌薤白白酒汤

瓜蒌仁（四分半）　薤白（二钱九）　白酒（平常之酒）

上药以水、酒各一盏，煮取六分，顿服。

四、芎归胶艾汤及猪苓汤证图解

如图 108 所示，小腹有物，按之痛者，即此证也。然与桃军圆证易混，彼证按之腹底应而有力、坚痛，即急结之义；本证按之虽痛，但不急结；故不坚硬，仅稍拘挛，以方中有芍药推之，且较桃军圆药味为多，甘草分量小，故而别之。凡此时腹痛或漏血大下等。余精心研讨，博治众病，而后明此证，颇为不易。若欲知与桃军圆之别，按之痛，下引而痛者，此证也；上引者，桃军圆证；引上下痛者，二方证相合也，可兼用解毒、芎黄之类。

又，猪苓汤证亦如图所示，小腹有物，按之则痛，极似胶艾汤证，故当以外证别之。然其外证与五苓散相混，以其血证之有无察之。猪苓汤有血证，悸冒而渴、小便不利、腹中满，按之软，与胶艾汤证类似。

271

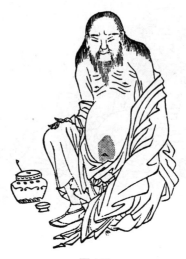

图 108

余多不明此证，昔游三个岛（武州入间郡，助眼医铃木良硕诊病），一妇求治，诊之，余以为属芎归胶艾汤证，因与数剂，不效。其后良硕用五苓散，后经深思，与猪苓汤数剂，终收全功。余闻之，再至三个岛，与良硕共商，遂论定猪苓汤腹证，即似胶艾汤之腹证，腹满而软、口渴、小便不利、时时便脓血者，此其证也。呜呼！良硕者，吾门拔群之良才也。余虽自结发专攻腹诊，然每遇一腹证，若非积年累月则不能厘定，而良硕一朝定此腹证。吾门得斯人才，岂非天之宠灵乎？良硕以眼科为业，祖辈以来，疗眼目之疾者，何止千万？至良硕尤感不足，立志广济民众疾苦，迎余学腹诊，未几便得其蕴奥。明此等腹证，实入昆山而得尺璧，亦仅积善之余庆哉！

芎归胶艾汤

川芎　阿胶　甘草（各四分半）　芍药（八分半）　艾叶　当归（各八分）　干地黄（一钱二分）

上六味，以一盏水与清酒，煮取六分，去滓，烊化阿胶，顿服。

五、八味丸证图解

如图 109 所示，脐下不仁，或小腹不仁，小便不利者；或手足烦热，腰痛，小腹拘急，小便不利者，皆属本证。或无不仁之症，而小腹拘急，或脐四周坚大如盘，若按之则阴茎、阴户彻痛者，亦为此证。于淋病、血证中多见之。

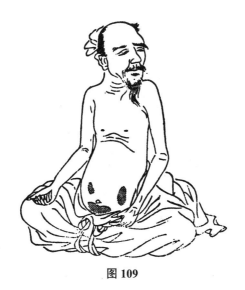

图 109

八味丸方

地黄（八钱） 山茱萸 山药（各四钱） 茯苓 丹皮 泽泻（各三钱） 桂枝 附子（各二钱）

上八味，为末，以蜜为丸。

余用此方，察其脐下及小腹不仁，若以指按之，应指而陷，且无力，其人觉心慌而无所恃者，即知其不仁。若无冷气感，疑其有否附子汤证，当察其背，若背寒如掌大，可知为附子汤证。而此证若见心悸或手足逆冷者，亦属八味丸证。

六、薏苡附子败酱散证图解

如图 110 所示，此证腹肿似胀满，其肌肤甲错，腹皮急，按之软。甲错者，如錾错碍手而粗也。此证世人间有之，若方证相符而不攻之，则积年累月缠绵不愈。

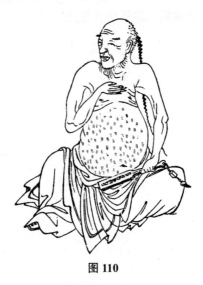

图 110

昔浪华谷街某妻，年二十六七，患此证，三年未愈，众医束手无策。后延余治，往诊之，腹满体重如孕，虽不至卧床不起，然亦心烦不能行步。是时因余未精腹诊，故误为腹满，以大承气汤攻之，不效；因与大柴胡汤，凡半年余，亦如故不变。病家以其无效，遂怃然而谓曰："足下素出大言，然今未验，如此他医焉能治之？终生将成废人无疑。呜呼，实堪悲夫！"余闻之，愧己言行不一，告于吾师鹤泰荣先生。先生乃往诊之，重责余曰："汝未精古医之术，如有病者，必先告我，而后悉以教汝施治之法。然汝弗听吾言，自以为是，不审其腹证，妄投如此峻剂，以苦病家，不慎修术，侮师之罪大矣！世上有似汝之拙技者，大乱我古医之道，可恶可哀甚哉！"因教曰："此证肌肤甲错，腹皮急，按之软，薏苡附子败酱散证也。汝先用之大承气汤、大柴胡汤证安在？汝当以此为戒，慎莫轻忽。"余重谢罪，依教投方，仅二旬许，其疾顿愈。遂深晓腹诊之不易，自兹益精研之，后医术大进。

薏苡附子败酱散方

薏苡（十分）　附子（二分）　败酱（五分）

上三味，杵为散，取方寸匕，以水二升，煎减半，顿服。

七、调气饮证图解（附一方）

其主治如图111所示，心中烦热，小腹疼痛难忍，下利赤白，后重者。

证云："赤白痢，小腹痛不可忍，下重或面青，手足俱青者。"

小腹痛为血证之候。面青、手足俱青者，痛甚急迫所致。本方

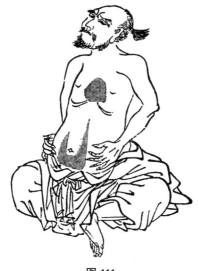

图111

去心胸之热，和血，缓急。本证似黄连阿胶汤证，二方应斟酌用之。

调气饮方

黄腊（三钱） 阿胶（三钱）

上二味，溶化，搅入黄连末五钱，分三份，热服。

此方出自《金匮要略》，以今本脱落之，故载此。

黄连阿胶汤

黄连阿胶汤主治亦如调气饮证，胸中闷乱不安，倦怠乏力。若患有胸中急躁无奈、吐血等证者，不可疏忽用之。本方证亦有血气迫于心中，如与调气饮相较，本证无少腹急痛，是其区别。本方亦除血中之热，对大便下血者有效。故二方均可用于天行痢疾。

《伤寒论》云："少阴病，得之二三日以上，心中烦，不得卧者，黄连阿胶汤主之。"

少阴病，以下焦虚实为本。轻者，其症状表现于体表，即所谓背恶寒、手足寒。然其脉微细、但欲寐者，为下焦虚寒。盖下焦寒气应于体外之时，气血内迫而上攻，故少阴亦见心烦之症，然非实热。气血上逆，必现热象，不复论其阴阳。本证皆以血热迫于心，故致烦热，可知其黄连、阿胶以治血证血热为主，故少阴病初无此证，至二三日以上才致气血上攻。不得卧者，急迫所致。

有云："交肠，男人从阴茎中出粪便，妇人从阴户中出粪便，大率为不治之证。以此方为丸，以五苓散送下。"

愚案： 此说源于《医统》。有人以大黄牡丹皮汤治此证而收效。

八、术防己去石膏加茯苓芒硝汤证图解

如图 112 所示，心下痞坚，按之稍痛，且悸而小便不利者，此方正证也。

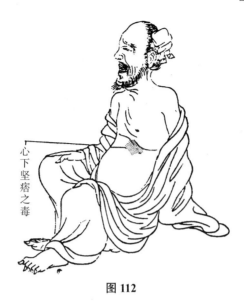

心下坚痞之毒

图 112

余以腹诊之术定投药剂，凡心下之毒不动而患者多。如治腹中之毒，虽方证相对而定治方，若心下之毒不去则不能食，故欲先去心下之毒，方证不符则毒不动，而不愈也。余苦之久矣，近略可分别，以记于下。

凡上冲急迫、心下痞硬者，桂枝人参汤证也。或仅心下痞硬、胸中痹而时时急痛，小便不利者，人参汤证也。或胸下实满、心下痞硬，四逆散证也。或胸下结聚、心下痞硬，按之觉腹底有冷气者，附子汤证也。或大便闭、心下痞硬，且心下脐上之间实，按之痛甚者，调胃承气汤证也。或心烦，吐下、心下痞硬者，干姜黄芩黄连人参汤证也。或腹中雷鸣、心下痞硬者，半夏泻心汤证也。或便秘、浮肿、心下痞硬、雷鸣者，桃花人参汤证也。或心胸膨胀、便闭、心下痞而硬满者，大陷胸丸证也。或腹拘挛急迫、心下痞硬实满者，甘遂半夏汤证也，详于甘遂半夏汤篇。余方皆仿之。

本方原文作"木防己"，误也。余以为脱落"术"字一点之故，而不伍苍术，今加苍术，为术防己去石膏加茯苓芒硝汤，其效尤著。或心下痞硬、饮食停滞者，可兼用太簇丸。

术防己去石膏加茯苓芒硝汤

苍术 防己（各七分半） 桂枝（五分） 茯苓 人参（各一钱） 芒硝（一钱五分）

上六味，以水一盏八分，煮取六分，去滓，纳芒硝，顿服之。

太簇丸

大黄（十钱） 黄芩 黄连（各五钱）

上三味，研末为丸，清酒送下。

九、防风茯苓汤证图解

如图113所示，脐底有动气，胸满、气急速迫、心痛、吐涎、虚冷者，用此方有效。

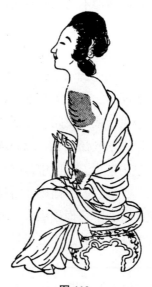

图113

防风茯苓汤

桂枝（一钱二分） 半夏 干姜（各八分） 人参（六分）
甘草 防风 茯苓（各四分）

上七味，以水一盏半，煮取六分。传云：痛不止者，每夜可
兼用龙肝散（方见"黄土汤"条下）。

十、当归芍药散证图解

如图 114 所示，脐旁、脐上、脐下四周拘挛，按之痛而彻
背，或心下悸，或小腹硬痛，或冒而渴、小便不利者，此方正证
也。不同男女老幼，不问何病，用此方则病无不愈。又有其毒深
重而瞑眩甚，或腹痛难忍者，或精神郁冒不乐者，间而有之，无
须忧虑，渐进本方，其病可愈。

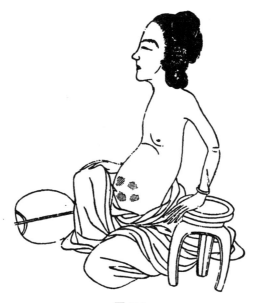

图 114

当归芍药散

当归（一钱） 芍药 茯苓（各八分） 泽泻 苍术（各四分）

上五味为散，以清酒送一钱，日三服，夜二服。汤剂以水一盏、酒半盏，煮取六分，顿服，此证便秘者，每夜兼服三黄丸一钱。传云：妇人妊身便闭，必产重，用方可也。

三黄丸

大黄（三钱） 黄芩 黄连（各一钱五分）。

上三味，研末为丸。

十一、榧实证图解

如图115所示，腹皮有竖帘状筋，其筋突出，或腹痛，或痛引阴囊，世称疝气者，多见此证。或胀满，或膨胀，或大腹痛，百药不治者，合此腹证时，投本方无不愈。其余勿问其何病，有此腹证者，皆可以本方治之。

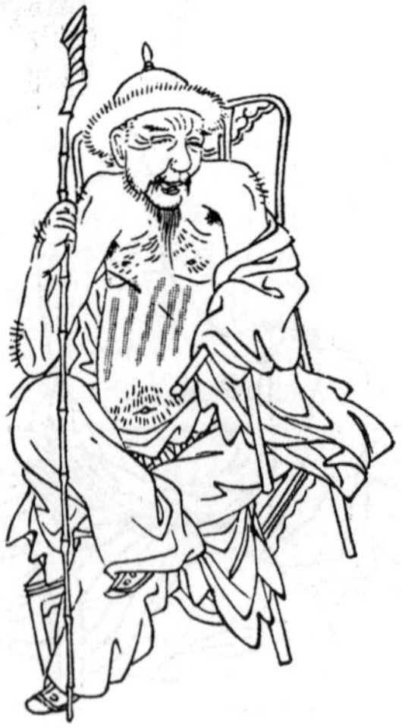

图 115

榧实方

榧实（去皮，一百六十钱）

随证投药，空腹服十五日，服已，下二丈余细长之物者，痊愈。余游历中，于尾州名古屋得此方，屡用屡效，可谓妙剂。

十二、甘草蜜粉汤证图解

如图116所示，腹中有块状物，时时游动，若有若无，按摸揉动，若长虫数条成小球状，应指蠕动，此乃蛔虫也。发时吐涎沫或吐蛔虫，时时心腹疼痛难忍。尤以小儿多见此证，妇人亦有之。

余门人和久田氏，颇谙此法，云："病人颜面青白，常忌鱼肉香臭之物。若查病者是否此证，先以左手按脐下，用力阻塞蛔虫去路，以右手从左手侧寻摸，搜得蛔虫，便为此证，应以本方主之"。窃为辨此腹证为和久田子之功，余以此法辨治心腹急迫而愈者，亦甚多。

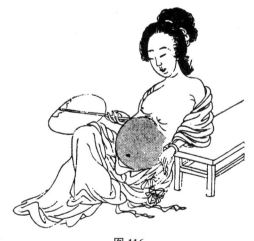

图 116

又云，类似本证而不急迫者甚多，此则属鹧鸪菜汤证。此方为日本民间验方，家喻户晓。余门人参州八名郡衔园村医者稻垣氏，家传主治成人、儿童蛔虫方，救其乡间患者无数，余为其传之。

鹧鸪菜汤方

海人草（炒黑存性，一钱）巴豆（去皮，五分）大黄（八分）

上三味为末，三五厘至三四分，其用多少，据证而定。大人、小儿有蛔虫，或大便闭者，用此皆效。又，小儿急腹痛，或痘疮未发之前，与黄连、大黄，经三五日后，以本方大下之，其效如神。

甘草蜜粉汤方

甘草（二钱）粉（一钱）蜜（四钱）

上三味，以水九分，先煮甘草，取六分，去滓，入余药，搅和，煮如稀粥。

余深疑此方，考其有无疗效。此方中之粉一药，诸家之说，多不可从，有云唐土，有云白粉，有云米粉，虽皆从其说而用之，然略无疗效。余从一书中云"粉乃轻粉"之说，用轻粉屡屡得效。

昔居东都时，余仆之子，甫三岁，患心腹痛不止半年许，虽延名医诊治受药，皆无效。余诊之，有蛔虫游动，乃以甘草蜜粉汤攻之，大吐下后，数月之疾，豁然痊愈。然又见面赤、胸满，乃以桂枝去芍药汤，经五六日渐渐向愈，情志爽快，又经十余日而能行步矣。

又，一女子年十四，闻该方有奇效，由其父负来乞诊。诊之，两足拘挛，不能行步坐卧，若卧则须扶助，身倒如木石，如此废人状已四年许，乃甘草蜜粉汤正候。以本方反复服之，大瞑眩，吐下如倾，几频于死。父母不忍，大哭。余云："死生在天，欲去病邪，何恐之有？汝辈勿惊。"翌日，觉病痊愈，起而能步。诸如此类，余门人中亦间有之。诸君当知粉用轻粉，其效方著。

十三、甘麦大枣汤证图解

如图 117 所示，胸腹满而不实，但不柔软，仅见满，与大黄甘草汤腹证类似，其人躁，眼锐，时时发狂，数欠伸，或喜或怒，或笑或泣，其状如狐邪凭身。俗称色狂者，亦间有此证。

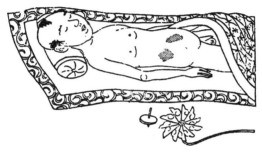

图 117

甘麦大枣汤方
甘草（六分） 小麦（三钱二分） 大枣（五分）
上三味，以水一盏二分，煮取六分。
余闻传云：有发狂甚者，不服药，故不令饮茶汤，以本方十剂或二十剂浓煎之，盛于茶壶中，每遇其渴时，劝使服之，日久则愈。

十四、胸腹毒邪凝结于背证图解

不拘何病，诊察腹证，毒深凝结者，皆着于背。诊之之法，先按腹证知其毒之所在，于其凝结处作记号，以纸线绕背后，于脊骨正中作记号。仿此左右若干处，指头按之，腹中有所应者，即其点上灸之，每穴五十壮，七日或十四日，或至二十一日时，其毒动而腹胀，乘机投药以攻之。若不动，则灸不止。乘其动而攻之，此古法也，如斯病毒无不动。然若腹诊不详，即令如法灸之，亦不收功。腹诊之术，医者岂可忽欤？

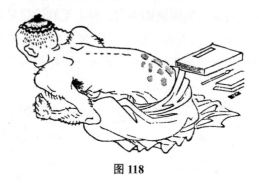

图 118

又一证如图 119 所示，胸毒深重而不动者，或心痛彻背者，于其毒凝之处作记号，仿此如上法以指尖按之，在痛处作记号并灸之，而后以药攻之。定此之法，以指腹侧按，自然凹陷者为俞；又，应手而彻痛者亦为俞，此乃邪之所在。且夫古昔无经络、俞穴、禁穴，《灵枢》云"以痛为俞"，此乃天然、自然俞也，故称之为"天应穴"，医家不可不知。

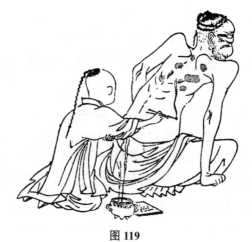

图 119

十五、灸治法图解

如图 120 所示，项背见若干凸起而拘挛，或项背强急，此皆胸中毒甚，虽诸药方证相对，亦有不全治者，其毒深着于背故也，即所谓毒着阴分。灸之之法，于其凸处离骨以指腹按之，病者所应处皆毒也，于没指之处灸治之，一穴二三十壮，或七日，或二十一日。灸已，随证以方药攻之，无不愈。

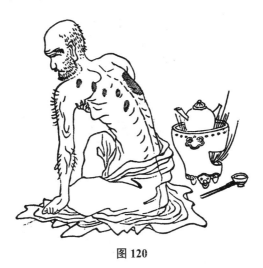

图 120

十六、诸证毒邪交发图解

（1）葛根汤，证或瓜蒌薤白白酒汤证，或茯苓杏仁甘草汤证。

（2）小陷胸汤证、大陷胸汤证、大陷胸丸证。

（3）桂枝人参汤证，或德本家理中汤证。

（4）小柴胡汤证，或大柴胡汤证。

（5）大承气汤证。

（6）柴胡加芒硝汤证。

（7）桃军圆证。

（8）癥瘕圆证。

（9）大黄牡丹皮汤证。

如图 121 所示，诸证毒齐发者，必死。

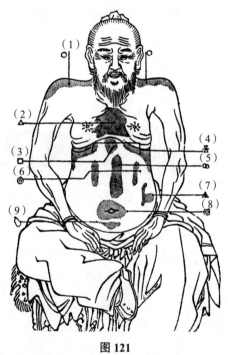

图 121

十七、癫痫治与不治图解

信州饭田附近，丰浦氏家传秘方，名混元丹，为治癫痫
妙药。

混元丹方

混元衣（胞衣，炒黑，六钱） 天南星 附子 水银（各三钱） 牛黄 丁香（各一钱五分）

上六味分别捣为末，作糊为丸。然混元衣须男病用女，女病用男，下方仿此。

安镇丸方（主治同上）

混元衣（一两） 蓖蓂根（阴干） 鹿角屑 甘草（各七分）

上四味，炒黑，分捣为末而合之，更加生甘草末、麝香各二分，再和之，分七服，日服一帖，七日服尽。若欲知病痊愈与否，则服生蓖蓂末一钱，若病邪未尽者，则即刻发作。

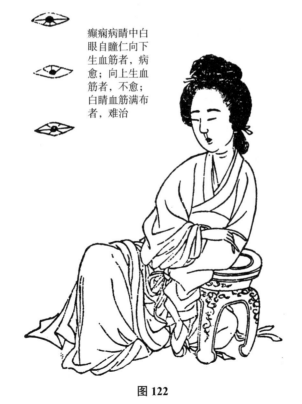

癫痫病睛中白眼自瞳仁向下生血筋者，病愈；向上生血筋者，不愈；白睛血筋满布者，难治

图 122

287

米粉剂方

米粉（一两） 莪术 质汗（各一两）

上三味为末，拌糊为丸，以白汤送下。

又方

米粉（二两） 莪术 铁砂 水银（各一两）

上四味为末，拌糊作丸，以白汤送下。

又方（据云此方丰浦子屡用屡效）：

郁金（六两） 苦参 枯矾（各三两）

上三味，水煎服。

丰浦子云："世间虽有癫痫妙方奇药，皆以方证相对而善治之。若不然，则治此失彼。"此言甚确。

余游历诸州时，得名家世传奇方凡二百五十余首，常试用之，虽有略见疗效者，然能痊愈者少；或虽治彼而不治此，难定其规矩，故弃而不用。然则前述五方，为丰浦子有妙效之奇方，传于余之故友，又复传于余，且余亦有参以腹诊之术治愈癫痫者，故例述于斯。学者选用之，详究诸分之效，传天下后世而不佚，岂非救治废疾之一助乎？